知ったら怖くて食べられない！

安くて便利でおいしい食品の罠

南　清貴

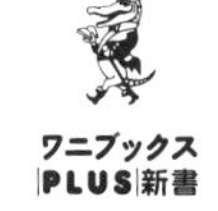

まえがき

私はこの本を子育て中のお父さん、お母さんに読んでほしい一心で書きました。お孫さんのお世話をするおじいちゃん、おばあちゃんも、どうかご一読ください。

今、発達障害になる子が急増しています。発達障害と診断されていなくても、すぐに怒って周りになじめない子、イスにじっと座って先生の話を聞くのが苦手な子もいます。朝起きられず、学校に行けなくなっている子も多いでしょう。そうしたお子さんを支えるため、日々、大変な苦労をされている親御さんたちがいます。

また、「勉強したくない」とゲームばかりやっている子もとても多くなりました。家にいるときには、手からスマホを手放さず、どこに行くにも動画を見ながら、という子もいます。

これを「そういう時代だから」という言葉ですませてよいのでしょうか。

大人が、現状を変えなければ、のちのち苦労をするのは子どもたちです。

「そんなこと、わかっている！　でも、どうしたらよいかわからないから悩んでいるんじゃないか」

そんな怒りの声が聞こえてきそうです。しかし、親だからこそできることがあります。それは、今日の食事を変えることです。

現在、日本の食をめぐる状況は大変厳しくなっています。というより、むしろ、悲惨という状況です。朝食はトーストとソーセージ、昼食は給食、帰宅したらジュースとスナック菓子で小腹を満たし、夕食はカレーライスという食卓は、めずらしいものではなくなりました。

「いいえ。私はもっとしっかり子どもの健康を考えて食事をつくっています」

そう胸を張って答える親御さんもいるでしょう。そんな方の冷蔵庫を開くと、市販のドレッシングが2〜3本、マヨネーズ、焼肉のタレ、1リットル200円以下の乳飲料（牛乳ではなく）などが入っていたりします。すべて、成長期の子どもには与えたくないものです。

なぜなら、化学物質である食品添加物や農薬、薬剤が含まれているからです。

今、日本人が当たり前にしている食事は、とても健康的とはいえないものになっています。脳に悪影響を与えるばかりか、がんになる人を増やしていると推測されています。心配なのは、今、若い世代のがんが増えてきていることです。

私はこれまで、『じつは危ない食べもの』（ワニブックスＰＬＵＳ新書）など、現代的な食の危険性を訴える本を何冊も書いてきました。しかし、そのたびに食品メーカーから「エビデンス（根拠）」があるのか、とクレームが入ります。

ですが、食品添加物の危険性を証明するエビデンスはとることができないのです。なぜって？　危険性が疑われる化学物質を毎日食べ続けるなんていう人体実験ができますか？　できないでしょう。

でもね、実はこの恐ろしい実験を、長い時間をかけて、私たちの体を使って行っているのが、現代の日本。そんなことも言えてしまうほど、状況は深刻です。

日本では、大量の食品添加物が使われており、そのなかには海外では使用を禁止されているものも含まれます。また、欧米では使用が制限されている危険な農薬も使われています。近年では気づかないところで、遺伝子組み換え大豆が口に入り込んできています。そうした食事を、私たちは気づかないうちに１９７０年代からとってきました。

結果、何が起こってきているでしょうか。

がんになる人が右肩上がりに増えています。現在、日本人である私たちは、２人に１人ががんになり、３人に１人ががんで亡くなる時代を生きています。がんになる人が、めずらしくはなくなっているのです。一方、欧米では、がんになる人は減ってきています。これは事実です。欧米では、がんにならない人のほうが多いのです。

なぜでしょうか。私は、食の問題が大きいと考えています。欧米では、自分たちが食べるもの、農作物に使われる農薬、家畜に与えられるエサに、消費者が厳しい目を向けています。そして、発がん性のある化学物質を含む食品は「買わない」という選択をする人が多くなっているのです。

ところが日本では、複数の食品添加物が使われた超加工食品で、当たり前のようにお腹を満たす人が増えています。本文でも紹介しますが、現在、日本人の４人に１人が１週間のうちにまったく自炊をしないという推計もあるほどです。自炊をしない人たちは、毎日何を食べているのでしょう。スーパーやコンビニのお惣菜やお弁当、カップ麺やレトルトカレーなどです。そしてそこには、恐ろしいほどの化学物質が含まれています。

百歩ゆずって、大人がそれを食べるのは仕方がありません。「今日はこれを食べる」と自ら選択して、食事をしているからです。「健康によいはずがない」と思いながらも口に運んでいるのでしょう。

しかし、子どもは違います。大人が与えるものを、無防備に口に入れます。お父さん、お母さん、学校の先生から与えられる食事が、「よくないものかもしれない」などとは微塵も疑うことなく口にするのです。ところがその食事が、子どもの情緒の安定を乱し、やる気をそぎ、思考を滞らせ、アレルギー性疾患を引き起こしている可能性は高い。みなさんは、この重大さにどのくらい気づいていますか。

「買い物は投票」という言葉があります。今の日本では、食材はスーパーで買うのが当たり前になっています。私は、スーパーほど消費者の意向が反映されやすい場所はないと考えています。購入者が多い食品ほど、占める売り場は広くなります。

反対に売れない食品は隅に置かれ、やがて消えてなくなります。消費者が何を買うのかという「清き一票」が反映されやすいのが、スーパーという名の投票所です。

つまり、子どもに与えたくないものが売れなくなれば、いくら食品メーカーが製造しても、仕入れ数は減るでしょう。そうすれば、食品メーカーも「こういうものは売れないんだ」と考えを改めるはずです。食品メーカーは利益優先だからこそ、利益を生まない食品はつくらないのです。

スーパーではどんなものは避け、どんなものを購入するとよいのか。

そこを判断する基準を持っていただくため、本書は、食品添加物などの化学物質をめぐる日本の現状から、「これだけは摂るのをやめよう」という物質14選、食品添加物や農薬に対する日本と欧米の現状の違い、そしてスーパーではどんなものを購入するとよいのか、毎日の食事づくりがグーンと楽になる「KIYO流・家庭料理システム」の方法について、できるだけわかりやすくまとめました。

ちなみに、「食品添加物＝化学物質」ではありません。天然由来の食品添加物もあります。では、「天然由来の食品添加物ならば安全か？」と言えば、そうとも言えません。たとえば、本来、染料として使用され、食材としての歴史がなかった天然由来の物質を、食品添加物といって許可してしまっている着色料もあります。一方で、「食品」という扱いでありながら化学的な処理をされている物質もあります。本書では、とくに化学物質であるものを中心にお伝えしていきます。

ぜひ、お父さんもお母さんも、おじいちゃんもおばあちゃんも、家族みんなでこの本を読んでください。そして、今日、スーパーのかごに入れるものが、愛すべき子どもや家族の心身の健康を築いていくのだと確たる意識を持つ礎にしてください。

食事を変えれば、子どもは必ず変わります。私たち大人の健康状態も変わります。なぜなら体は、自分が食べたもので造られているのですから、あなた方一家が元気にイキイキと輝くための源は、今日の食卓にあるのです。

２０２４年５月

フードプロデューサー

一般社団法人日本オーガニックレストラン協会代表理事　南　清貴

第1章　愛しいわが子に「それ」を食べさせるのですか？

第2章　これだけは「食べてはいけない！」14の物質

第3章　日本の食がおかしくなっている！

第1章　愛しいわが子に「それ」を食べさせるのですか？

発達障害の要因は「食」にある

私たちは毎日、ご飯を食べます。その一回一回が、体と心そして脳をつくります。ところが近年、本来であれば、健康な心身を築くための食事が、心身を壊すものになりやすいことに、みなさんは気づいているでしょうか。

たとえば、こんな数字があります。２００６年の調査では、発達障害の児童数は７０００人余りでした。ところが、２０１９年には７万人を超えているのです。わずか13年でなんと10倍になったことになります。

また、２００６年と２０１９年の人数の比較では、自閉症は約６・５倍、注意欠陥多動性障害（ＡＤＨＤ）は約15倍、学習障害は約11・５倍にもなっている、という調査報告もあります。

少子化の日本にあって、発達障害とされる子どもの数が増え続けている。なぜ、こんなことが起こっているのでしょうか。

現在、発達障害の原因は十分に解明されておらず、生まれつき、脳の一部の機能に障害があるのだろう、とみられてきました。しかし、それだけでは、これほど急激に増加していることに、説明がつくでしょうか。

私は、現代的な食事の影響が大きいと考えています。脳の栄養が不足している一方で、脳に悪影響を与える食品添加物を摂り過ぎている。これは明らかです。

イギリスでは、こんな調査が行われています。3歳児153人と8歳児144人のうち、一方には合成着色料と保存料が入ったジュースを、もう一方には通常の果物ジュースを6週間飲ませました。結果、**着色料と保存料の入ったジュースを飲んでいた子どものほうが、注意欠陥や多動などの症状が高い確率で見られた**のです。

世界五大医学雑誌の一つである『ランセット』（2007年11月3日）には、イギリスのサウサンプトン大学のＤｏｎｎａ ＭｃＣａｎｎ氏らの研究が掲載されています。この調査では、ＡＤＨＤなどの発達障害と診断されていなくても、合成着色料などの食品添加物を日常的に摂っていると、活動過多、衝動的、注意散漫などの行動を起こす可能性が高くなることが示されました。

ミネラル不足は脳の健康を壊す

食品添加物の摂り過ぎが、発達障害の子どもを増やしてしまうことは、欧米ではよく知られた事実です。理由は、「脳の成長に深刻な影響を与えやすいから」。

加えて、**ミネラル不足も、脳の健康に悪影響**を与えます。ミネラルが不足すると、幸福感や喜び、意欲、集中力などの感情を伝える物質が、脳内でうまくつくれなくなるためです。すると、どうなるでしょうか。イライラ、怒りっぽい、集中力が不足する、疲れやすい、憂うつ、不安などが起こってきます。しかも、活動過多、衝動的、注意散漫など、発達障害と診断されかねない症状が現れるのです。

もともと日本人は、ミネラル不足になりやすい環境で生きています。日本列島の土壌が火山灰からなるためです。火山灰の土壌は、保水性と通気性に優れていますが、ミネラル分が少ない。そこで育つ野菜や果物も自ずとミネラルが減りがちです。その不足を補うため、古来、日本人はさまざまなものを食べてきました。たとえば、日本人ほど海藻をよく食べる民族はいません。とくに生のりを消化できる酵素を持っているのは、日本人しかいないとされています。

世界中の人が食べないようなものも、進んで食べてきた日本人。それは、不足しがちなミネラルを摂取することで、心身の健康を築くための方策でもあったのです。

では、現代を生きる私たちは、ミネラルをどのくらい意識して食事から摂ろうとしているでしょうか。物質としての最小単位であるミネラルは体内で合成できないため、食品から摂らなければいけません。しかし、**インスタントやレトルト食品には体が必要とする微量ミネラルがほぼない**のです。

私の料理教室に長年通ってくれているお一人に、養護学校の先生がいます。その方の話では、現在、特別支援学級を増やしてもすぐに満員になり、待機児童も多いとのこと。現場の先生方も、大変な苦労をされています。それ以上に、本人や親御さんの悩みは深刻でしょう。しかも、小児のＡＤＨＤのうち60～80パーセントが、成人期のＡＤＨＤに移行するという報告もあります。そうした悩みが、**食事を変えるだけで軽減するのだとしたら、試してみる価値は大きい**はずです。

加工食品好きは、味覚障害を起こしやすい

２０１９年の暮れから始まった新型コロナウイルス感染症（ＣＯＶＩＤ−19）のパンデミック（世界的大流行）は、私たちの生活を激変させました。

実際に感染し、心身ともに苦しい思いをされた人も多かったでしょう。また、今も後遺症に悩まされている方々もいます。

ＣＯＶＩＤ−19は、味覚障害を訴える患者さんも大勢出しました。なぜ、感染症が人の味覚を奪うのか。ここで考えられるのが、亜鉛の不足です。

体内の亜鉛が不足すると、味覚障害が起こることがわかっています。

舌には、味蕾と呼ばれる味を感じる小さな器官が約1万個あります。その味蕾にある味細胞は、人体の細胞の中でもとくに新陳代謝（細胞の生まれ変わり）が活発で、およそ2週間のサイクルでつくりかえられます。その味細胞の新陳代謝で使われるのが亜鉛です。このため亜鉛が不足すると、味覚障害が起こってしまうのです。

なお、亜鉛を必要とするのは、味細胞だけではありません。免疫細胞の新陳代謝にも使われます。免疫細胞とは、体内の異物を排除し、病気を予防し、治す細胞たちのこと。感染症にかかると、体内に侵入してきたウイルスや細菌を排除するために免疫細胞の働きが活性化し、そのぶん、亜鉛も多く使われます。すると、味細胞に回される亜鉛が不足し、味覚障害を起こしやすくなるのです。

ですから、味覚障害を起こさないためには、ふだんから亜鉛を含む食べ物をしっかり摂ること。亜鉛は、魚介類や肉類、海藻類、野菜類、豆類に含まれます。

反対に、リン酸塩はミネラルを体外に排出してしまう作用があります。亜鉛も排出します。このリン酸塩は、冷凍商品やレトルト食品、インスタント食品、カップ麺、ソーセージやハムなどの食肉加工品、ファストフード、コンビニのおにぎり、菓子パン、そしてコンビニなどの安いドリップコーヒーなど、ほとんどの加工食品に含まれています。そのため、**ふだんから加工食品を多くとっていると、味細胞が正常に育たず、感染症にかかったときに味覚障害が起こりやすくなります**。ちなみに、感染症の発症時に、加工食品を食べることはもってのほかなのです。

若者のがんが増えている！

今、大人たちは真剣に子どもたちの「食」を守るべきときに来ています。

若年層の体は、それほど食べ物にむしばまれています。

がんというと、生活習慣病の一つとして、中高年以降に多い病気とされてきました。ところが、G20などの先進国を中心として、若い世代の早期がんの罹患率が急激に増えてきていることが報告されています。

イギリスの『フィナンシャル・タイムズ』誌では、**20～34歳のがん罹患率は他の世代より、過去30年間で最高レベルに達している**と報じました。反対に、世界的に見れば、75歳以上のがん罹患率は、2005年以降減っているのです。

若い世代にがんが増えているのはなぜか。大きな原因と考えられているのが、超加工食品の摂取量の増加。超加工食品とは、複数の食材を工業的に組み合わせて製造された、加工の程度がとても高い食品のことです。具体的には、菓子パン、インスタント麺、レトルト食品、冷凍食品、ソーセージ、ハム、スナック菓子、チョコレート、クッキー、ビスケット、ゼリー、飴、ガムなど。スポーツドリンクや炭酸飲料などの清涼飲料水、エナジードリンクなども超加工食品の仲間です。

この**超加工食品の量が、食事中に10パーセント増えるごとに、がんのリスクは12パーセント増加した**という報告も（フランス国立保健医学研究所の調査）。

しかも、若くしてがんを発症すると、がんをいったんは克服できたとしても、二次がんを発症しやすく、しかも心疾患を患いやすいともいわれています。

さらに、若い世代のがん治療を難しくしているのが、早期発見しにくいこと。がんは早期の段階では自覚症状がないことがほとんどです。なんらかの症状が現れたときには、がんが進行していることが多いのです。ところが、がんは中高年以降の病気とみられているため、若年層は、がん検診の対象に入っていません。

ただし、がん検診では、がんを予防できないことも事実。検診はがんを見つけるためのもので、早期発見できたとしても、防ぐことはできません。**本当にがんを予防したいならば、まずは超加工食品の摂取量を意識して減らす**ことが必要です。

ダイエット食品を食べて、がんになる？

超加工食品には、たくさんの食品添加物が含まれています。

食品添加物には、雑菌やカビの発生を防ぎ、商品の品質を長く安全に保つ働きがあります。色をきれいに見せ、味や香りをよくするもの、形を整え、舌触りをよくするものもあります。

現在、日本では1500種類以上もの食品添加物の使用が許可されています。

その一つに、アスパルテームがあります。**ジュースなどの清涼飲料水やお菓子、飴、ガム、アイス、ヨーグルトなどに幅広く使われている人工甘味料**です。その甘みは、砂糖のなんと180~220倍も。少量で強い甘みを出せるため、「ダイエット」「低カロリー」「シュガーレス」と名乗っている商品の多くにも、アスパルテームは使用されています。

このアスパルテームを、WHO（世界保健機関）の専門組織であるIARC（国際がん研究機関）は２０２３年7月に「ヒトに対して発がん性のある可能性がある」という項目に分類しました。ガソリンによる排気ガスなどと同じランクに入ります。

アスパルテームは、アミノ酸のL‐フェニルアラニンとアスパラギン酸、メチルアルコールを結合して製造されます。このメチルアルコールが劇物なのです。万が一、摂取すると失明の危険性があり、量が多ければ死亡することさえあります。

アスパルテームが開発されたのはアメリカで、使用を認可されたのが１９８１年。その後、アスパルテーム入りの食品を食べた人たちから、視力や味覚の異常、頭痛、めまい、不眠などの発症者が続発したと伝えられています。**アスパルテームは体内で、劇物のメチルアルコールを分離**してしまうことがわかったのです。

日本も、このアスパルテームを１９８３年から認可しています。それによって、アメリカからアスパルテーム入りの食品を輸入できるようにしたのです。なおかつ、国内でも製造し、加工食品にどんどん使用するようになりました。

その後、アメリカなどでは研究が進み、**脳腫瘍や白血病、リンパ腫、乳がんの発症に関与する**ことが続々と明らかにされ、今回のＩＡＲＣの発表に至ったのです。

本当に「少量なら安全」なのですか？

アスパルテームは、摂取量が少量であれば健康上の問題はない、とされています。

米国食品医薬品局（ＦＤＡ）はアスパルテームの１日の摂取許容量を体重１キログラム当たり50ミリグラムとしています。また、体重約60キログラムの人が、１日に摂取する砂糖をアスパルテームに変えたとしても、体重１キログラム当たり、わずか８～９ミリグラム摂取することにしかならないとも推計しています。

一方、欧州食品安全機関（ＥＦＳＡ）はアスパルテームの１日の摂取許容量を40ミリグラムとしています。これは、体重約60キログラムの人がカロリーオフの炭酸飲料を毎日飲んでも、１日12缶も飲まなければ達しない量だそうです。

こんなにたくさんのアスパルテームを摂取することはない。コカ・コーラやペプシなどが加盟する米国飲料業界団体アメリカン・ベバレッジは、そう安全性を主張しています。また、ＩＡＲＣに対して、「食品の安全性を監督する機関ではないだろう」と批判もしています。

日本も現在のところ、アスパルテームの使用を禁止しようとはしていません。

「ごく少量の摂取は問題ない。騒ぎ過ぎだ」という専門家もいます。

たしかに、ダイエット飲料を１日12缶も飲む人はいないでしょう。その理論から考えれば安全です。しかし、**アスパルテームは今やスーパーやコンビニのお総菜やお弁当にも、甘みを出すために使用**されています。なんと、煮物や佃煮、卵焼きなど和食にまで使われている。１つの商品から摂取する量は微量でも、複数の食品から摂取すれば、そのぶん、摂取量は多くなります。

そうなったとき、はたして「安全」と言い切れるのでしょうか。

その安全性は誰が確かめてくれるのでしょう。そんな人体実験をする人が、どこにいるのでしょうか。そもそも消費者は、自分の口に入れるものを、一つひとつ実験することなどできません。だからこそ、安全性を信じるか、疑わしいものは口にしないのか、この選択は意図的であるべきです。なぜなら、**最大の悲劇は、無意識に摂り続けた食事が、自分や家族の心身を害してしまう**ことだからです。

健康の「康」は「食物繊維」を表す

超加工食品が若年層のがんの発症を増やしている。そう考えられる理由は、他にもあります。

その一つに、腸内環境の悪化があります。

私たちの腸には約100兆個もの細菌が棲んでいます。また、腸にいる腸内細菌の種類は、およそ1000とも推計されています。便宜上、人体に及ぼす影響から善玉菌、悪玉菌、日和見菌に大別されていますが、その働きははっきりと区別できるわけではなく、細菌たちは互いに影響し合いながら、免疫力を強化したり、消化を助けたり、ビタミンなど健康に必要な成分を合成したりしています。

つまり、**「善玉菌」と呼ばれる細菌だけがいればよいわけではなく、多様な種類の細菌たちがバランスよくいることで、人の健康は増進**されます。

その多様性に満ちた腸内細菌の世界は、「腸内フローラ」とも呼ばれています。

フローラとは、お花畑という意味です。

では、腸内フローラを美しく豊かなお花畑に育てるにはどうするとよいでしょう。腸内細菌は、私たちが食べたものをエサにすることで、数を増やし、働きを活性化させます。多種多様な細菌が元気よく働く腸内フローラを築くには、「これさえ食べれば腸活になる」という単純な対策は効果ゼロです。さまざまな食品を適度に食べてこそ、腸内フローラを豊かに育めます。細菌により好物が異なるからです。

ただし、すべての細菌が大好物とする栄養素があります。それは、食物繊維です。

みなさんは「健康は大切」ということをよくご存じです。では、言葉の意味は知っていますか。「康」の字は「穀物のかたい殻」を表しています。つまり、食物繊維のことです。**心身を健やかに保つためには食物繊維が重要**であると、「健康」という文字は教えてくれているのです。

しかし、超加工食品には食物繊維が不足しがちです。腸内フローラを豊かに育む働きは期待できない。それどころか、**化学物質は腸内環境を悪化させ、免疫力を低下させます**。このことも、がん罹患率の上昇に関与していると考えられるのです。

あなたの体では今日もがん細胞が生まれている

みなさんは、ご自身の体の中で、**毎日5000個以上ものがん細胞が生まれていることをご存じですか。**

人の体を構成する細胞は約37兆個あり（以前は60兆個といわれていましたが、最近は37兆個と推計されています）、毎日2パーセントほどが細胞分裂によって新しく生まれ変わっています。これは大変な作業です。細胞の中には30億文字分もの情報があり、1字たりとも間違えないようコピーしながら分裂する必要があります。

人間の体がいかに精巧にできているとはいえ、コピーミスはどうしても起こります。その際に遺伝子が傷つき、がん遺伝子が目覚めてしまうことがあるのです。それが、1日に発生する約5000個というがん細胞の数です。

このように、がん細胞は正常細胞が突然変異することで発生します。

ただし、その原因は、細胞分裂の際のコピーミスだけではありません。発がん物質も遺伝子を傷つけ、がん細胞を発生させます。**体内にとり込む発がん物質が増えれば、そのぶん、がん細胞の発生数も自ずと増える**のです。

ではなぜ、毎日、がん細胞が発生しているのに、がんを発症する人がいれば、発症しない人もいるのでしょうか。

これこそが、免疫力の違いです。免疫力が正しく働いていれば、免疫細胞ががん細胞を発見しだい、叩き殺してくれます。この免疫力の強化には、腸内細菌の働きが重要です。腸内細菌には、免疫細胞を活性化させる働きがあるからです。その腸内細菌の働きのためにも、食物繊維の摂取が欠かせないのです。

反対に、食物繊維の摂取量の少ない食事は、腸内環境を悪化させます。そうなると、免疫力が低下します。そんな状態のところにアスパルテームなどの発がん物質が継続的に入ってきたら、どうなるでしょうか。発生するがん細胞の数が増えるでしょう。その増加数は、もしかしたらわずかかもしれません。それでも、免疫力が低下した状態が毎日続けば、**がん細胞が成長し、やがて腫瘍へと姿を変えていくまで、見逃しかねない**。これもまた事実なのです。

大阪万博とアレルギーとの深～い関係

がんは、免疫力の低下によって発症する病気です。

そして、アレルギー性疾患も、免疫力の低下が原因になります。

アレルギー性疾患は、1970年代以前は、あまり見られない病気でした。それが、1970年代以降、急激に患者数が増えました。現在は、**国民の3人に1人がなんらかのアレルギー性疾患**を持っていると推計されています。

では、1970年代、日本では何が起こったのでしょうか。

食が大きく変わったのです。欧米の食文化が入ってきただけでなく、ファストフードやインスタント食品、レトルト食品などを日常的に食べるようになったのです。

その一つの転換点が1970年の大阪万博です。万博に日本初のファストフード店が現れ、人気を集めました。1971年には銀座三越にファストフード店が出店しています。その後、日本各地にファストフード店が広まっていったのです。

つまり、現在の50代より若い世代の人たちの多くは、物心がついたときからファストフードが身近にあり、食品添加物を含む食品を日常的に食べてきました。それと時期を同じくして、アレルギー体質の人が急増しています。しかも、50代の子ども世代である**20代より下の人たちには、より深刻なアトピー性皮膚炎や食物アレルギーの人が多く**、発達障害やがんの人も増えています。さらに、１９７０年頃に生まれた人の親は、１９４５年頃に誕生しています。彼らは、終戦後、アメリカから入ってきた脱脂粉乳と小麦粉のパンを食べて育っているのです。

食品添加物や残留農薬を「問題なし」とする人たちは、「少量ならば健康リスクはない」と言います。たしかに、人体には解毒作用がありますから、１日だけ少量摂取するならば問題はないかもしれません。しかし、多種多様な化学物質を、毎日継続して摂取したときの安全性は確保されるのか。はたまた、世代を超えてリスクが受け継がれないと断言できるのか。現実問題として、日本ではアレルギー体質の人が多く、若年層のがんが増え、発達障害児が急増しています。この事実と真剣に向き合わないと、**次の世代にどんなリスクを残してしまうか**わからないのです。

化学物質は「思わぬ変化」を起こす

私は、基本的には食品添加物を使うことに反対の立場です。

なぜか。食品添加物の多くが化学物質だからです。**化学物質には、さまざまな条件でたちまち変化する性質**があります。

たとえば、食べたものは胃に入ると胃酸と混じります。胃酸の酸は強力です。また、十二指腸では強アルカリである膵液(すいえき)や胆汁酸と混ざり合います。

そのとき、化学物質（食品添加物）がどのように変化するのか。これをわかっている人はいないのです。なぜなら、**実験室で確認できたことと同じ現象が、人の体内でも起こるとは限らない**からです。

しかも、加工食品を加熱することによって、食品添加物に予測できない変化が起こることも現実にあります。一例を挙げれば、スクラロースという人工甘味料は加熱するとクロロプロパノールという発がん物質を生成します。スクラロースもさまざまな食品に使われており、清涼飲料水の他、カレーのルーやレトルトカレー、調味料、ドレッシング、梅干しなどにも含まれます。

さらに、２種類の食品添加物が混ざることで、危険な化学物質が発生することもあります。

たとえば、ペットボトル入りのお茶やジュースなどの飲料には、酸化防止のために、ビタミンＣが添加されています。ビタミンＣ（Ｌ－アスコルビン酸）は、美容や免疫力の強化に必要な栄養素であり、一見問題なさそうです。ただし、そこに安息香酸ナトリウムが加わると、どうでしょうか。この食品添加物は保存料であり、栄養ドリンクや一部の清涼飲料水などにも使われています。この２つが一緒に使われると、**ペットボトルの中で化学反応を起こしてベンゼンをつくる**のです。ベンゼンは、発がん物質です。このような科学的事実があるというのに、ビタミンＣと安息香酸ナトリウムは一緒に使うことが許されています。これはなぜでしょうか。

「発生量が微量だから」です。微量ならば、たとえ発がん物質が飲みものの中で発生しても人体に悪影響はない。これが、現在の食品業界の「常識」なのです。

「にがり」と「化学物質」を同じ土俵にのせるな！

化学物質である食品添加物を、日常的な飲食物に使うことに、私は反対の立場です。だからといって、いっさい使用すべきではない、とも考えてはいません。

食品添加物を使用するのは主に食品メーカーですが、企業にはそれなりの理念もあれば事情もあります。ですから、使うのであれば、食品添加物そのものの安全性を伝え、堂々と使えばよいと思います。

もし、わずかでも危険性が疑われる食品添加物を使うのならば、その危険性を明記し、「しかし、こういう理由から、この食品添加物をあえて使用している」と表明すればいい。そのような表記の「義務」はないが、表記の「自由」はあります。

発がん性が疑われるレベルのものならば、なおさらです。

食品添加物賛成派の人も、ある一定のレベルまでは安全だが、それを超えたら安全は担保できないことをわかっています。**「微量ならば問題ない」という意見は、**

「危ないとはわかっているが、少しなら大丈夫」と言っているに過ぎません。

しかし現実には、安全とされていた食品添加物が、のちになって大変危険なものだったと判明した例は、決して少なくないのです。このことは後述します。

ところが、添加物賛成派、推進派は、食品添加物を使用することを前提として、その安全性をうたいます。たとえば、こんな具合です。

「食品添加物は、昔から使われてきました。たとえば、豆腐をつくるときの『にがり（苦汁）』、こんにゃくをつくるときの『あく（灰汁）』も食品添加物の一種です」

にがりは製塩の際に出る副産物としてできるもので、塩化マグネシウムが主成分です。あくはわらを燃やした炭を水に溶かし、ろ過したもので、のちに石灰水が使われるようになりました。こうした日本人の昔ながらの知恵を、化学合成された食品添加物と同類とするのは、いくらなんでも詭弁というものでしょう。同じ土俵にのせること自体が、**消費者をバカにしている**としか思えません。

このような言わばすり替えによる安全性のアピールが、食品添加物に対して理解を示そうと思っている人にまで疑念を抱かせる原因になっていると私は思うのです。

安全性を訴えながら、責任者名を出さない不思議

日本には食品添加物の安全性を研究し、使用を推進する団体がいくつかあります。その一つが、一般社団法人日本食品添加物協会です。協会のホームページは、食品添加物の安全性と必要性がわかりやすく、かわいらしくまとめられています。食品添加物の必要性を伝える協会のホームページですから、当然のことだと思います。

では、法人の構成員はどうなっているのかと探してみると、出てこない。あれこれと調べて、やっと名前がわかりました。代表の方は、もとは大手食品メーカーの副社長で、現在はそのメーカーの特別顧問です。**食品添加物が安全なものとするのならば、なぜ、堂々とホームページに名前や前職をお出しにならないのでしょう。**

なお、日本食品添加物協会も、「甘味料アスパルテームについての安全性評価結果について」という文書を出しています。そこにも、代表者名は記されていません。

内容は、コカ・コーラやペプシなどと同じく「IARC（国際がん研究機関）が採

用した疫学研究は説得力がない」という反対意見であり、1日の摂取許容量を超えるアスパルテームを摂るには、330ミリリットルのダイエットドリンクを12〜36缶も毎日飲み続けることになる、と主張しています。そう言って「消費者のみなさん、安全ですよ」と訴えるなら、「何かあったら、私が責任をとりましょう」と代表者名を明記してこそ、説得力をもつというものです。

そもそもダイエットドリンクをそんなに飲む人はいないし、人は単体の食品だけを食べて生きているわけではありません。朝食に加糖ヨーグルトや菓子パン、ジャム、ゼリーを、昼にコンビニのお弁当を食べ、間食に飴やチョコレート、ガム、アイスを口に入れ、夜にスーパーの煮物や佃煮を食べる人はいるはずです。そのすべてにアスパルテームが使われている可能性が、現代の食生活ではあり得るのです。

なお、食品添加物を推進する団体は他にもあります。公益財団法人日本食品化学研究振興財団は役員名簿を明らかにしています。理事長は、食品添加物を製造・販売している会社の代表取締役社長です。以上の2件を見る限り、**食品添加物と食品メーカーには強いパイプがある**ことがわかります。

食品添加物は何度も事故を起こしてきた

豆腐をつくるための「にがり」、こんにゃくをつくるための「あく」、麺をつくるための「かん水」、肉や魚を貯蔵するための「塩」、梅干しに色と香りをつける「しその葉」、赤飯に赤く色をつける「小豆」など、日本人はさまざまな工夫をして、食事を豊かに彩ってきました。

こうした天然の添加物とはまるで別の次元の化学物質である食品添加物が、日本に入ってきたのは、明治以降とされています。その後、化学物質の食品添加物は、国内でも製造されるようになっていきました。

ただ、当時は品質の悪いものが多く、中毒を起こす人も多く現れました。そこで1948年に「食品衛生法」が制定され、法整備がなされました。これによって、食品添加物は「安全」と認められたものしか使用できないことになっています。つまり、**食品添加物は、法律で守られた化学物質**である、ということです。

では、法律ができたことで、食品添加物による事故はなくなったのでしょうか。

答えは「ＮＯ」です。**１９５５年、ヒ素粉ミルク事件**が起こりました。ミルクの品質保持のために使われていたリン酸ナトリウムの製造時に、猛毒のヒ素が不純物として含まれてしまったのです。これによって約１万３０００人もの乳児が中毒を起こし、１３０人が亡くなっています。私と３歳違いの妹は１９５５年生まれです。「私は母乳が出たからよかったけれど、もしも、母乳が思うように出なかったら、ミルクを飲ませていたかもしれない」と、のちに母から聞き、恐ろしくなったことをよく覚えています。

また、**１９６９年には、人工甘味料のチクロが使用禁止**になりました。私が子どもの頃は、ほとんどの駄菓子にはチクロが使われていました。チクロを製造する際に出る不純物に発がん性があるとして、禁止されたのです。このチクロは、私も妹も駄菓子とともに摂ってしまっています。

さらに、豆腐や魚肉ソーセージ、麺類の殺菌剤として使われていた**ＡＦ２（フリルフラマイド）も、発がん性が疑われ、１９７４年に禁止**されています。

紅麹サプリメントの事件から読みとれること

人はときに間違いを起こします。その間違いのすべてを責めることはできないでしょう。しかし、**他人の体に悪影響をもたらす間違いは、あってよいはずがありません。**

「少量ならば安全」「実験で安全性が確かめられている」そんな言葉で、わかっていることだけを過信する危険性を、過去の数々の事件が教えてくれています。

そして、私がこの原稿を書いているちょうど今、新たな事件が明るみに出ました。小林製薬の「紅麹コレステヘルプ」というサプリメントを服用していた人たちに腎臓の病気などが起こり、死亡者が出てしまったのです。

このサプリメントは、「体内のコレステロール合成を抑制する」として、「悪玉（LDL）コレステロールが気になる人、悪玉コレステロールが高めの人におすすめです」と紹介されていました。

紅麹は、カビの一種である紅麹菌を、蒸した米や麦などの穀物に混ぜて発酵させたもので、もともと中国や台湾などの紅酒や老酒のほか、薬膳の材料として、または食品の色づけなどに広く使われてきました。発酵食品の一種でもあり、血流促進や内臓の健康作用などがあるともされています。

では、なぜ、健康被害が出てしまったのでしょうか。

はっきりとしたことは現時点（2024年4月現在）では明らかにされていませんが、製造の過程で、青カビが生成する「プベルル酸」が発生したと伝えられています。厚生労働省の担当者の説明では「マラリア原虫を殺すほどの活性があり、毒性は非常に高い」としています。このプベルル酸はメーカーにとって「意図せぬ物質」でした。

この**「意図せぬ物質」は、多くの食品添加物の製造の過程でも発生**します。「紅麹コレステヘルプ」だけの問題ではないのです。そして、この副産物、いわゆる不純物が人体に悪影響を与えているケースは多いだろうと、私は推測しています。

「不純物」について誰も調べていない

食品添加物のほとんどの原材料は、中国などが原産国です。それを日本で化学的に合成して食品添加物になります。

食品添加物の多くは、いくつかの化学物質を組み合わせてつくります。化学を学んだ人はわかると思いますが、化学物質と化学物質を反応させると、その過程で不純物が必ず出ます。質の悪い原材料を使えば、どんな不純物が発生するか予測できません。「意図せぬ物質」が生まれやすい、ということです。

そうだというのに、現状では不純物に関する規制がいっさいありません。どれほど危険なものが発生しているかも調べられていないのです。よって、**不純物はとり除かれないまま、食品添加物とともに食品に紛れ込んで**しまっています。

たとえば、お茶のペットボトルなどに入っているビタミンCも、化学合成品であり、製造の過程でかなりの不純物が出ているとみられています。

また、現在、ほとんどの加工食品に使われているたん白加水分解物の製造時には、クロロプロパノールという不純物が発生します。これは発がん物質です。たん白加水分解物については、第2章で詳しくお話しします。

もちろん、食品に含まれる量はわずかで、「人体に影響はない」とされる程度かもしれません。ですが、それをさまざまな食品から摂ったとき、あるいは継続して長期間にわたって摂取したときの影響は、食品添加物を推進している人たちでさえ、わかっていない。不純物に対する規制がないから、調べられていないのです。

しかも、食品添加物の健康被害を、人から確認することは、明らかな中毒症状などが出ない限り難しい。小林製薬のサプリメント「紅麹コレステヘルプ」のケースでは、毎日服用している人たちから健康被害が明らかにされました。しかし、食品添加物の場合は、さまざまな食品から多くの化学物質を摂取しています。よって、健康に問題が出てきても、どの食品が原因なのか、わからないのです。たとえば、**多くの食品添加物やその不純物には、発がん性が認められるものがありますが、その食品添加物が原因でがんになったとは、誰も証明できない**ということです。

マウスが安全ならば、人間も安全なの？

では、食品添加物の安全性は、どのように確認されているのでしょうか。

マウスなどの動物実験です。言いかえると、動物実験でのみ安全性が確認されています。薬ならば、認可されるまで、動物実験のあとに、人間の被験者での臨床試験がくり返し行われます。しかし、食品添加物に対しては、**動物実験だけで安全性が認められれば、使用を許されている**のです。

では、動物実験の結果は、どれほど信頼できるものなのでしょうか。

動物と人間では感性が違います。動物には、それぞれ持ち合わせている感受性があります。それによって、それぞれの動物が、最高の生命を生きるのです。

この感受性は、とくに脳によって大きな違いを生みます。人間の脳は特殊です。非常に鋭い感受性を持っています。それゆえに、人間の脳はこれほどまでに発達、成長してきたわけですし、こんなにも素晴らしい文化文明を築き上げてきました。

そうした**人間を、「マウスが大丈夫だから」という理由で、同じレベルに落とし込んでいること自体が間違っている**。そう考えるのが当然ではないでしょうか。

動物実験を一つの指標にすることは、もちろん認めます。だが、それをそのまま人間に当てはめるのは、やめてほしい。なぜなら食品添加物を体に入れるのは、私たち消費者＝人間だからです。そして、大人を信じて食事をする、未来ある子どもたちです。

そもそも、人間はそれぞれ体質が異なり、化学物質に対する反応も違います。

たとえば、化学物質が原因で起こる病気に、シックハウス症候群があります。建材や内装材などから発散された化学物質を吸い込むことで、頭痛やめまい、倦怠感、目やのどの痛み、湿疹などさまざまな体調不良が現れる状態のこと。ただし、同じ家に住む家族でも、シックハウス症候群になる人がいれば、ならない人もいます。

このように化学物質に対する感受性は、家族でも異なるのです。食品添加物に対する感受性も人によって違って当然です。**Aさんには大丈夫だったことが、Bさんには健康を害する原因となる、**ということも現実に起こり得るということです。

あまりに国民をバカにしていないか

食品添加物の問題点は、複数の化学物質を一度に摂取することにもあります。化学物質は、1種類でさえ体内に入ったときにどう変化するかわかりません。ましてや**3種類、4種類と増えたときの影響なんて、誰にもわかるはずがない**のです。

ところが、動物実験で安全性を調査する方法は、マウスなどのエサに1種類の食品添加物だけを加え、継続して摂取させ、がんなどの病気を起こさないか、あるいは、そのマウスが産んだ赤ちゃんに奇形がないかを調べるというもの。しかし、私たち人間は、1種類の食品だけではなく、1日にさまざまな食品を食べます。

しかも、超加工食品には何種類もの食品添加物が使われています。それを2つ3つと食べたとき、どの化学物質とどの化学物質が反応するかなど、わかるはずもないのです。たとえば、**サラダに市販のドレッシングをかけ、肉を焼肉のタレで焼き、冷凍食品のおかずを1品添えた場合、誰が安全性を確認できる**でしょうか。

ただ、食品添加物の複合摂取について、国も無関心ではありません。内閣府食品安全委員会は三菱総合研究所に依頼して調査し、平成19年に報告書を出しました。

調査報告書は、素人には読みこなすのが難しい文章で書かれていますが、よくよく読んでいくと、「化学物質の食品添加物は必要だ」という見解から調査が行われていることがわかります。一方で、「食品添加物の複合影響に対する消費者の漠然とした不安」を払拭するために、調査を行うと記されています。つまり、「個々の食品添加物の安全性は確認されていて、複数を摂取しても健康への影響は考えられませんが、**消費者が不安を抱いているので、調査しましょう」というスタンス**です。

調査はラット（実験に使う白いネズミ）を使って行われました。結論は、消費者が同時に摂取すると想定されるいくつかの食品添加物を組み合わせてラットに食べさせたが、「現実に問題となるケースはほとんど起こらないと考えた」というもの。**調査前から想定された結論が、ただ導かれただけ**です。欲しい結論を導き出すために行われたとしか思えないこの調査に、内閣府はどれほどのお金をかけたのでしょう。「あまりに国民をバカにしている」と思ってしまうのは私だけでしょうか。

国は食品添加物を守りたい

通常、調査研究といえば、科学的な解明を目指し、疑わしいことを一つひとつ追求していくものですが、内閣府の調査は、**欲しい結論にたどり着くために都合よく積み上げられた調査**で、エビデンス（科学的証拠、根拠）と呼べるものでは到底ありません。ところが、食品添加物推進派にとっては、この調査結果が、「食品添加物の複合影響はないと科学的に証明された」という〝エビデンス〟になってしまうのです。内閣府食品安全委員会の太鼓判をもらった、というわけです。これは、何を意味するのでしょうか。日本は、**「国そのものが食品添加物は必要という立場をとっている」**ということが明らかになった。そういうことです。

では、この結論を受けて、みなさんは果たして「よかった、国が大丈夫だというのだから安心だ」と信頼できるものでしょうか。

しかも、この調査では不純物については何も語られていません。複合影響の危険性は、不純物の問題も大きなウエイトを占めているのに、それについては何の調査もされなかったのです。

しかし、国が大丈夫という太鼓判を押したわけですから、食品添加物は今後も変わらず使い続けられるでしょう。メーカーには彼らの論理があります。その論理は、なんとしても収益を上げなくてはいけないという立場に基づくものです。自分たちの利益を投げ打って、複合影響や不純物のことをいうはずがない。だから、こうした問題が明るみに出るのは、小林製薬の「紅麹コレステヘルプ」の事例に見るように、**国民の健康被害が隠し切れないほど大きくなってから**なのです。

食事とは命の根幹であり、本来は、健康になるために摂るものです。しかし、食品添加物を多用するメーカーの多くは、経営戦略から加工食品をつくっています。そして、国は消費者の健康より、食品メーカーに寄り添い、食品添加物を守っている。消費者と食品メーカー＆政府の間には、これほどまでに隔絶があります。ここを理解して、私たちは何を買うのか、食べるのかを決める必要があるのです。

「天然添加物」という言葉が消えていく

現在、日本ではどのくらいの食品添加物が許可されているかご存じですか。

その数、なんと1500種類以上です。これは**世界的に見て、類がないほど多い数**です。

なぜ、日本ではこれほどの食品添加物が認められているのでしょうか。

各企業が、動物実験によって得られたデータを申請し、実験結果から安全性が確認されれば、厚生労働省が使用を認めるからです。そのため、安く製造できるものが次々に開発されていきます。それほど、**食品添加物は大きな利益を生みます**。

しかし、はたして1500種類もの食品添加物が本当に必要でしょうか。しかも、前述したように、一つひとつの動物実験は行っていても、複合影響の実験はおろか、不純物についてはまるで調べられていないのです。

さらに、食品添加物の名称は、消費者がよくわからないうちに、食品メーカーに都合よくつくりかえられています。たとえば、以前は「合成添加物」と「天然添加物」という分類で、化学物質である食品添加物がわかりやすく示されていました。

ところが現在は、「指定添加物」と「既存添加物」「天然香料」「一般飲食物添加物」に分類されています。名称を見ただけでは、化学物質か天然の物質かがわかりにくくなったのです。ちなみに、指定添加物が化学物質である食品添加物です。

そして今後、新たに厚生労働省が認める食品添加物は、**天然、合成の区別なく指定添加物に分類される**といいます。「すべて食品安全委員会による安全性の評価を受けているため」というのが理由です。「安全性が確認されたのだから、天然も合成も同じだ」というわけです。なぜ、こんなことをするのでしょうか。

「天然添加物」という言葉を排除しようとしているとしか考えられません。**消費者が、「なるべく安全なものを」と考える選択肢を消去している**ようにも見えます。

なぜ、食品添加物の問題はこんなにも食品メーカーに都合よく進んでいくのか。そのすべてを認めているのが厚生労働省、そして国です。「日本は食の安全性が高い国」と信じている人は多いでしょう。しかし、現実には正反対の国なのです。

「無添加」と表示できなくなる

２０２４年の４月から食品添加物の表示が変わったことにお気づきですか。

２０２２年に消費者庁が策定した「食品添加物の不使用表示に関するガイドライン」が２年間の暫定措置期間（いわゆる「すえおき期間」）を終えたのです。

これによって、今後**「何が」無添加なのか、明記される**ことになります。

食品表示法では、食品に使用されたすべての添加物の種類を原材料欄に記載することが求められています。反面、従来は使用していないものに対しては規定がなく、たとえば着色料だけが無添加だったとしても、「無添加食品」と表示できました。

しかし、今後は「着色料無添加」とはっきり記載されることになったのです。

また、「保存料無添加」としながら、保存効果を長くするための酸化防止剤が使われていることも多くありました。この場合、「保存料無添加」と書くならば、「保存効果を持たせるために酸化防止剤を使用」と追記する必要が出てきます。

一見すると、消費者を考えての改善と感じます。

ところが、よくよく見ていくと、そうでもないのです。たとえば今後「人工甘味料無添加」とは記載できなくなります。「人工や天然、合成や化学といった適切でない用語を用いた無添加、不使用表示」はしてはいけない、というのです。

理由は、「日本で使用されている食品添加物は、きちんと安全性の評価を受けたものだから」です。**安全性が確認されているのだから、人工と天然、化学物質と天然の添加物の違いはない**、というわけです。

また、おいしさの理由として「無添加」「不使用」という表示もできなくなりました。商品の開封後に言及せず、「保存料不使用のため、お早めにお召し上がりください」とも記載できません。

「『無添加』『不使用』という表示を必要以上に行うことは、裏を返せば『添加物の入った食品は危険』という認識を消費者に広げることだという懸念がある。こうした消費者を混乱させるような食品表示を改善する」ということが、消費者庁が「食品添加物の不使用表示に関するガイドライン」を策定した目的です。つまり、「食品添加物は安全なのだから、『無添加』と書く必要はない」と言っているわけです。

なぜこんなにも、消費者庁や厚生労働省、内閣府は、食品添加物を守りたいのでしょうか。

「自分たちが安全と決めたものは、あくまでも安全なんだ。だから食品添加物は使っていいんだ。それなのにあえて無添加と書くのはどういうことだ」と、「無添加」の3文字は、まるで自分たちに反旗を翻す言葉のように感じているのではないか、とさえ感じてしまうのです。

ただ、事はそれだけではすまされません。今回のガイドラインの実施によって、企業努力によって「無添加」を実現させてきた、**良心的なメーカーの思いが潰されることになりました。**消費者の健康と農業を第一に考えている食品メーカーも、日本にはたくさんあります。そうしたメーカーが人工甘味料や保存料、着色料を使わずにつくった食品にも「無添加」という表示ができなくなったのです。「無添加」「不使用」と記載したパッケージもつくりかえなければいけません。**消費者に誠実に向き合っている食品メーカーが苦しむような状況**になっているのです。

ガイドラインで規定された食品添加物の不使用表示に関する10類型

類型1	**単なる「無添加」の表示**
	何の成分が無添加、不使用なのか分からない場合の表示
類型2	**食品表示基準に規定されていない用語を表示**
	「人工甘味料不使用」のように人工や天然、合成や化学といった適切でない用語を用いた無添加、不使用表示
類型3	**食品添加物の使用が認められていない食品への表示**
	もともと清涼飲料水には使用できない「ソルビン酸」の不使用表示など
類型4	**同一や類似の特性を持つ食品添加物を使用した際の表示**
	日持ち向上を目的として、保存料以外の添加物を使用した食品に「保存料不使用」を表示するなど
類型5	**同一や類似の特性を持つ原材料を使用した際の表示**
	アミノ酸が含まれる原材料を使用した場合に、添加物として調味料不使用を表示するなど
類型6	**健康や安全と関連付ける表示**
	「健康に良い」や「安全である」ことなどを理由として無添加や不使用表示している場合
類型7	**健康や安全以外の事項と関連付ける表示**
	美味しさの理由として無添加や不使用表示。商品の開封後に言及せず、「保存料不使用のため、お早めにお召し上がりください」と表示するなど
類型8	**食品添加物の使用が予期されていない食品への表示**
	一般的に添加物が不使用な商品にも関わらず、「無添加」「不使用」を表示しているミネラルウォーターには一般的に含まれない「保存料」や「着色料」の不使用表示など
類型9	**加工助剤やキャリーオーバーとして使用されている食品の表示**
	原材料の一部に添加物が使用されたり、原材料の製造工程で添加物の不使用が確認できなかったりする商品に「無添加」「不使用」の表示
類型10	**過度に強調された表示**
	商品パッケージの多くの場所に「無添加」「不使用」を表示、また目立つデザインやカラーリングで表示を行うなど

食品添加物はまさに「金のなる木」

この本を書くにあたり、私は、製薬会社で食品添加物の製造・梱包にかかわった経験のある一人の女性に取材を行うことができました。以下はリアルな実態です。

彼女が入社当初に配属された仕事は、かまぼこなどに使われる食品添加物の梱包でした。かまぼこや竹輪は白身魚が原材料です。細菌が繁殖しやすく、製造の過程でネバネバしやすいのです。このネバネバを「ねと」といいます。ねとを抑えるため、殺菌作用のある保存料を使うのです。その白い粉を梱包して出荷するのが、当初の仕事だったそうです。

また、スパイス部門に在籍中に扱っていたものに、ハムに使われる香料がありました。この粉はスモークの香りがし、**スモークをしていなくても、香りのよい燻製ハムをつくれます**。また、その粉を扱う部屋は、ハムはないけれども、燻製ハムのいい香りがしたそうです。それほど、本物にそっくりな香りを化学物質でつくる技術が現在はあるということです。

ちなみに、スパイスの香料は、スパイスのオイルからつくられます。オイルに乳化剤などの食品添加物を混ぜ、加熱などの処理をし、乾燥させて、粉になって完成するという製造方法だそうです。メーカーによって、それぞれ独自の技術があるのだと思いますが、最終的には大量の粉になって機械から出てきます。その会社ではスパイスの粉が20種類ほど製造されていました。それを、顧客の求めに応じて単品で出荷したり、数種類を配合したりしていました。その粉を混ぜ込むことで、加工食品の味がつくられるわけです。

なお、スパイスのパウダーは、スーパーなどでも売られています。そこには、スパイスそのものを潰して粉にしたものもあれば、オイルに化学的な処理を加えてつくられたものもあります。両者には価格の差があります。購入に際しては、**安いものには化学処理がなされている**ことを理解したうえで、手にとることが大切です。

さて、多くの場合、食品添加物は何種類かを混ぜ合わせて商品化され、出荷されていました。たとえば彼女は、「リゾチーム」と呼ばれる添加物をつくっていたことがあります。その「リゾチーム」は、大手パンメーカーに送られていました。リゾチームとは本来、細菌の細胞壁を攻撃する小さな酵素のこと。これを添加することで、細菌の増殖を抑え、腐敗を防ぎます。彼女はその化学物質に、さらにいくつかの化学物質を組み合わせて、社内で「リゾチーム」と呼ばれる商品をつくっていたそうです。その配合はメーカーの担当者と研究者が相談して決めていました。ですから、「リゾチーム」が品質保持の他に、パンの製造にどう関与しているのか、また、原材料欄にどう記載されているかなど、彼女たち製造スタッフは知らされていなかったそうです。

化学物質は、組み合わせると必ず不純物が発生します。そのことも、彼女たち製造スタッフには何も伝えられていなかったといいます。もちろん、原料の試験はしたそうです。ただそれは、匂いや溶け具合を見る簡単なもので、不純物がどのくらい含まれるかという検査ではありませんでした。

では、商品化された食品添加物の安全性は、どう確認されていたのでしょうか。彼女自身は、その場面を見たことがないそうです。これは、食品添加物を製造する企業、そして販売する企業、すべてに共通することでしょう。もちろん、前述したように、開発の段階で、化学物質単体で動物実験を行い、安全性のデータをとっているはずです。安全性を証明するデータを申請しなければ、厚生労働省から許可は下りません。しかし、**複数の化学物質を配合し、商品化されてからの安全確認は、動物実験ですら行われないまま出荷されていく**のです。

もちろん、単体での安全性が確認されていますから、食後たちまち下痢・嘔吐などの急性の食中毒は起こらないでしょう。しかし、長期間、頻繁に摂取し、たとえば肝臓に負担を与えていたという**慢性的な毒性のリスク**は十分に考えられます。ここを確認せずに流通させていることが、いちばんの問題だと私は訴えたいのです。

彼女が勤めていた会社のように、食品添加物を製造する製薬会社は数多くあります。製薬の部門は規制が厳しく、クリアするまで数々の研究と調査が長期間必要になります。一方、食品添加物にはそれがありません。**原材料の安全性さえ動物実験で確認できれば、あとはいくらでも安価に製造できます。**設備の整っている製薬会社にとってみれば、食品添加物はまさに「金のなる木」なのかもしれません。

キャラクターのカレー、食べさせていませんか？

そもそも、なぜ、超加工食品には多種類の食品添加物が使われるのでしょうか。その答えは、原材料費を安く抑えられるからです。

豚肉そのものより安いハムやソーセージ、いつも2割引きの冷凍食品、1個100円のカップ麺、1丁50円の豆腐など、そんな価格で商売になるのは、カラクリがあるからです。**安いものには「安くできる理由がある」**のです。

たとえば、レトルトのカレーを常備しているご家庭は多いでしょう。なぜ、通常であれば雑菌が繁殖しやすいカレーが、何か月も常温保存できるのでしょうか。

食品にとって温度帯は非常に大切です。どんな食品にも、必ず微生物が付着しているからです。食品業界でもっとも恐れられているのはボツリヌス菌。非常に毒性の強い菌で、脱力感や倦怠感、めまい、言語障害、嚥下困難、呼吸困難など、重篤な症状を引き起こすことが知られています。

ボツリヌス菌は、１２０度で４分間加熱すれば死滅します。ちなみに、これが１００度になると6時間加熱しないと死滅しません。たった20度上げるだけで、加熱時間を劇的に短縮でき、生産効率を大幅にアップできるわけです。そこで現在、レトルト食品は、基本的に１２０度で30～60分間加熱されています。

ただし、１２０度という高温で加熱されれば、失われる栄養成分も出てきます。また、すべてのレトルト食品がそうとはいいませんが、**安価なレトルト食品は素材が劣悪**です。レトルトパウチすれば素材の品質など消費者にはわからないからです。

たとえば、レトルトカレーの原材料欄には「○○エキス」という記載があります。「エキス」と聞くと、なんだかよい成分を抽出しているようなイメージを持たれることでしょう。しかし、風味を出すために使われているビーフエキス、ポークエキス、チキンエキスなどは、今はほとんどが中国産です。中国産がすべて悪いわけではありませんが、その安全性には疑問を持たなければいけないところがあります。

たとえば、ビーフエキスには、たしかにビーフが使われています。しかし、どこの部位が使われているのか、粉末や液体になってしまうと確かめられないのです。

しかも、レトルトカレーには多くの食品添加物が使われています。

■カレーのとろみや粘り気を出す　↓　増粘剤や乳化剤

■高温加熱で素材の色が落ち、香りも飛ぶ。この損失を補う　↓　着色料、香料

■味を調える　↓　たん白加水分解物、酵母エキス

粗悪で劣化した素材も、これだけの食品添加物を使うと、長期保存が可能なカレーになってしまうのです（ちなみに、たん白加水分解物と酵母エキスは食品添加物に指定されず、「食品」の扱いです）。私は工場見学をした際に、大きな容器に入った白い粉を、スコップですくって大量に入れている光景を何度も見ました。

ちなみにレトルト食品の中で、一番の売れ筋はカレーです。通常、レトルト食品には、パウチ特有の臭いがあります。業界では「レトルト臭」と呼ばれ、消すことが大変なのですが、カレーにはハーブとスパイスがたっぷり使われているので、レトルト臭をごまかせるのです。ちなみに、安価なレトルトカレーに使われているスパイスももちろん、工場でつくられたものです。

なお、幼いお子さんを持つ親御さんにとくに注意してほしいのが、**お子さんが大**

好きな正義の味方のキャラクターの絵が描かれたレトルト食品です。

そうした商品は、大変に安価です。しかも、有名キャラクターのパテント料を払わなければなりません。限られた製造費の中で、広告宣伝費に相当なお金をかけるとなると、あとは原材料費を削るしかないのです。

しかも、子どもに「また食べたい！」と思わせるため、大量の**砂糖と食塩で味つけ**がされているものもあります。そんなものを食べさせ続けてしまうと、子どもの味覚形成に悪影響を及ぼします。味覚が鈍くなると、成長してからも濃い味つけを「おいしい」、素材の味を大切につくった料理を「味がしない」というようになります。濃い味を好む味覚は、ゆくゆくは生活習慣病へとつながりやすいこともわかっています。こういったものを食べさせないことが、大人の責任です。

もちろん、レトルト食品がすべて悪いわけではありません。地震が頻発する昨今、レトルト食品の必要性が高まっているのも事実です。わが家でも、災害時の非常食としてレトルトのおかゆを常備しています。幸い何事もなく一年間を無事に過ごせたら、家族みんなで年に一度、ありがたくいただくようにしています。

4人に1人が自炊をしていない

食品に使われる添加物は、「微量ならば人体への影響はない」と言われています。それが安全性を訴える人たちの言い分です。では、現代の人が摂取する添加物の量は、本当に微量なのでしょうか。

株式会社ブロックと一般社団法人日本唐揚協会が共同運営している「食の窓口」が実施した「自炊の有無・頻度に関するアンケート（20〜59歳の男女２４０７人２０２２年３月）の結果によると、現在、**4人に1人が「週に1度も自炊をしない」**と答えたそうです（25・２パーセント）。

さらに、自炊の頻度は「週1〜2回」が21・１パーセント、週3〜4回が15・２パーセント。「自炊は毎日するもの」との意識が薄らいでいることがわかります。

では、自炊をしない理由は何でしょうか。1位は「面倒だから」で52・６パーセント、２位が「料理が苦手だから」で24・１パーセントという結果でした。

ただ、自炊をしなくても、私たちは毎日食事をする必要があります。自炊をしないとき、どのように食事をするのでしょう。

1位は、「コンビニやスーパー」が45・8パーセント。つまり、自炊をしない人の約半数は、お弁当や総菜、加工食品を買ってすませていることになるのです。

「面倒だから、自炊はしない」「毎日の食事は、買ってくればいい」

そう考えている人が、非常に多くなっているということです。

しかし、コンビニやスーパーで買ってきたお弁当や総菜にも、食品添加物などの化学物質が使われています。前述したように、一見健康によさそうな煮物や佃煮にもアスパルテームなどの人工甘味料が使用されていますし、保存料も添加されています。**サラダは次亜塩素酸ナトリウムという殺菌剤で何回かくり返して洗浄**されています。だからこそ、長時間陳列棚にあっても雑菌が繁殖せず、変色もしないのです。揚げ物は、トランス脂肪酸という発がん物質が含まれる油で揚げられています。

ほぼ毎食、化学物質を含む食品を食べている人が多い中で、「微量ならば大丈夫」という言い分は、もはや通用しなくなってきているのです。

飲食店がファストフード化している

頻繁に外食をしている人も多いでしょう。前述の「食の窓口」のアンケート結果では、自炊しない人の食事で「外食」と答えた人が32・7パーセントいました。

では、外食ならば安心なのでしょうか。

そのお店が、食材の安全性にこだわり、おいしさだけでなく、お客様の健康増進にも役立ちたいという志の高いお店であれば、安心です。

しかし、手軽さや安さ、ボリュームを売りにしているお店の場合は、話が違います。材料に何が使われているかわかりません。私は、フードプロデューサーとして企業のメニュー開発に携わったり、学校や会社の給食の現場も数多く見てきました。

たとえば、**外食チェーンや給食では、調味液と呼ばれるものが非常にたくさん使われています**。この調味液は、工場で製造されています。一般消費者に売るものではないので、原材料のラベルが貼ってありません。つまり、正体不明なのです。

工場からは、産地不明のニンジンや里芋などの材料も、大きな業務用袋に入れられて冷凍で届きます。そうした材料を鍋に入れ、調味液をドボドボと注いで煮込めば、それだけで煮物が完成するように設計されています。つまり、**どこで誰がつくっても同じ味になる。まさに、ファストフードと同じ**つくり方です。

また、南米産の鶏肉が大量に扱われている現場に立ちあったこともあります。そうした肉はものすごく臭いのです。鶏肉が入った大きな袋の封を切ると、肉の腐った臭いと薬品が混じり合ったような、なんともいえない臭いが調理室に充満しました。その肉を大きなボウルに入れ、工場から届いた白い粉を加え、ショートニング入りの油で揚げると、カリッとしていい香りのする唐揚げになります。それをお客さんは「おいしい」といって頬張っていました。そこに、食べる人のことを思いながら調理をする料理人の姿があるはずもありません。

つまり、**工場から届く食材を現場で調理して出しているような外食チェーンは、もはやファストフードと同じ**と言えるでしょう。「飲食店で手づくりのご飯を食べているから安心」とは言えない状況に、すでに日本はあるということです。

メニュー開発者は「白衣」を着る

私は以前、ある食品メーカーと組んでレトルトパックのポトフを商品開発したことがあります。私がプロデュースするからには、食品添加物を極力使わずにいこうと、安全な方法をとっている食品加工会社とタッグを組みました。

打ち合わせを何度も重ね、工場にも足を運びました。商品開発の研究室にも入れてもらいました。そこでは、みな白衣を着ています。料理人の白衣ではなく、医者や薬剤師が着る白衣です。そして、化学実験で使うような器具を用いて、さまざまなデータをとりながら最終的に味を決めています。

つまり、**食べ物に興味がある人たちが味を決めているのではなく、実験の結果として味は決定されている**のです。そうしてできたものが、人の感性として「本当においしい」と感じられるのか。強く疑問を持ったことをよく覚えています。

ただ、私がつくりたかったのは、安全で安心して食べてもらえる「おいしいポトフ」です。そのため、材料にはこだわりました。白ワインの使用も提案しました。しかし、それは食品加工の現場では非常に面倒なオーダーだといわれました。ワイン酵母が入ると、少しの環境の変化で味や品質が変わってしまうからです。

それでも「どうしても」とお願いし、調理方法や味つけ、加熱の仕方などすべてに細かく指示を出して、大変な時間と労力をかけ、ようやくレトルトパックのポトフが完成しました。結果、1袋800円弱もする商品となってしまいました。六本木ヒルズにあった自社のデリなどで販売して完売できましたが、もしもコンビニに出荷していたら、その価格の高さから売れなかったことでしょう。

800円弱の商品でそれほど苦労したのですから、500円以下の商品はどのように製造されるのか、うかがい知ることができると思います。最近は「シェフ監修」と顔写真入りの食品も増えていますが、はたして食材と味の材料の選定まで監修しているのかは疑わしいところです。「シェフ監修」といわれると「おいしそう」と感じるかもしれませんが、重要なのは原材料とつくり方です。**購入に際してはパッケージのデザインではなく、原材料をしっかり見て**いきましょう。

「学校給食を食べているから安心」はホント？

お母さんたちからよくこんな声を聞きます。

「学校で給食を食べているから、家の食事は手抜きで大丈夫」

たしかに、安心安全な給食を提供すべく努力している自治体もあると思います。しかし、1食250円ほどで、安心安全な食材を使って、バランスの取れた食事を提供することができるでしょうか。食料品の値上がりが続いているうえ、人件費や光熱費も高騰しています。赤字もしくは減益の給食会社が半数を超え、倒産するケースもあるなど、**厳しい経済状況の中で、学校給食は運営**されているのです。

その状況下、1食250円で、安心で安全な食材を使うとなると相当の努力を強いられます。**経費でもっとも抑えやすいのは、食材**です。人件費や光熱費は削るのは難しい。そうなると、原材料の仕入れ値を下げる方向にベクトルが向きます。

たとえば、日本の食文化を支える醤油。大豆、小麦、塩を麹菌で発酵させ、できた「もろみ」を搾ってつくるのが醤油です。

ところが、業務用で一斗缶に入れられて出荷されている醤油は、醤油とはもはや呼べない代物です。原材料は、ほぼ海外から安価に輸入したものです。脱脂加工大豆を使い、小麦はポストハーベスト（第2章で解説）に汚染されたもの。加えて、遺伝子組み換えトウモロコシを原材料とするブドウ糖果糖液糖や、たん白加水分解物などの旨み調味料、醸造用アルコール、合成甘味料、酸味料、防腐剤、ろ過剤などが添加され、**「醤油味」に調えられた茶色の液体**なのです。こうした醤油が、現場では大量に使われています。

また、学校給食に欠かせないフワフワのパン。そのパンをつくる小麦粉は安価な輸入物です。パンがフワフワに仕上がるのは、小麦粉に含まれる「グルテン」というタンパク質の働き。現在、そのグルテンに体が異常に反応してしまう「グルテン不耐症」の人が急増しているといわれます。主な症状は、原因不明の疲れや頭痛、集中力の低下、眠気、胃腸の不具合など。実際、小麦粉をいっさい摂らない「グルテンフリー」の生活によって体調がよくなる人は多いとも報告されています。

病気の牛がつくる牛乳を子どもに飲ませるの？

1食約250円の給食では、成長期の子どもに必要なタンパク質が不足します。そこで、学校給食には牛乳がつきものです。

ただし、その牛乳の質に問題があります。

人間も牛も、お乳はお母さんの血液からできています。お乳が出るのは、赤ちゃんを産んだあとの一定期間だけ。そうだというのになぜ、一年中、大量の牛乳が流通しているのでしょうか。答えは、**雌牛を妊娠させ続けている**ケースが多いからです。人工授精によって、妊娠と出産をくり返させているのです。一部の良心的な酪農家を除いて、今やほとんどの乳牛が、妊娠しながらお乳を出している状態です。これは、哺乳類にとって非常に不自然なことです。

妊娠中、雌牛の体内では、エストロゲンという女性ホルモンが分泌され、血液中を流れます。それが牛乳にも出てきます。エストロゲンは、女性に大切なホルモンですが、乳がんの発症を促す作用もあります。日本人の女性にもっとも多いがんは、乳がんです。子宮体がんもエストロゲンが関与していることがわかっています。

もちろん、牛乳に混入するエストロゲンはごくわずかです。しかし、人の体内で分泌されるエストロゲンも、そもそも微量でありながら、女性らしさをつくる一方で、乳がんの発症を促します。実際、**乳製品の摂取が乳がんの発症に関与**している可能性が高い、という海外の研究は多く見られます。

しかも、安価な牛乳を製造している牧場では、牛はつなぎっぱなしです。通常、牛は互いにお尻などをなめ合って、体を清潔に保っていますが、つながれていてはそれができない。**不衛生な環境で飼育され、外に出られない牛たち**は、感染症など病気になります。そこで、エサにはその防止のために抗生物質が加えられます。

さらに、エサには通常ならば牛が食べない、アメリカから輸入されたトウモロコシが加えられます。エサの栄養価を高めることで、牛乳の出をよくするためです。ですが、穀物であるトウモロコシのエサは、もともと草食動物である牛を病気にかかりやすくするのです。

そうしてつくられる牛乳が、今、当たり前のように流通しています。**妊娠しながら、不自然なエサを与えられ、薬漬けにされ、炎症だらけの体でつくられた牛乳**です。学校給食でも、そうした牛乳が提供されています。

ところが、お母さんの多くは、そんな牛乳でも「子どもに与えないと、カルシウム不足になって背が伸びなくなる」と不安になるようです。ですが、人の背の高さは牛乳の量では決まりません。だいたいのところは、遺伝子で決まっています。そこに、バランスのとれた食事と運動が組み合わさって背が伸びていくのです。

そもそも、乳製品からカルシウムを吸収するには、乳糖を分解する必要があります。ところが、日本人の85パーセントは乳糖不耐症といわれます。乳糖を分解できる消化酵素を持っていないのです。この場合、牛乳を飲んでもカルシウムを吸収できません。

しかも、人が丈夫な骨をつくるにはマグネシウムも必要です。ところが、牛乳にはマグネシウムは微量しか含まれていません。牛の赤ちゃんがマグネシウムを必要としないからです。「丈夫な骨をつくるには牛乳が大事」などとよく言われます。

でも、**牛乳だけを飲んだところで骨は強くならない**のです。

事実、イギリスの医学雑誌『ブリティッシュ・メディカル・ジャーナル』は、「牛乳をたくさん飲んでいる人ほど寿命が短い」「女性では骨折が多い」というスウェーデン人の調査結果を発表しています。

ただし、誤解してほしくないのは、私は牛乳を完全否定しているわけではないことです。子どもに飲ませるならば、**健康な牛が正常な状態でつくり出した牛乳を与えてほしい**。日本には、一頭一頭の牛を大切に、放牧で育てている素晴らしい酪農家がいます。本来エサとする草を食べ、のびのびと健康的に暮らしてる牛たちから出る牛乳には、エストロゲンや抗生物質、農薬などの心配がありません。しかも、草のさわやかな香りがほんのりとして、うまいのです。

現在は、そうした本当においしくて、安心して子どもに飲ませられる牛乳が通販でも購入できます。ただし、やや高価です。ですが、安価な牛乳を毎日飲ませるならば、そのお金で本当においしい牛乳を週に1本与える。こうした試みが、子どものためになり、本物の牛乳をつくる酪農家を支えることにもなるのです。

親にしかできないことがある

その昔、子どもたちのお弁当には、赤いタコさんウインナーが入っていました。タコさんウインナーは子どもたちの憧れ。でも、その赤色は赤色104号などのタール系の着色料によるものでした。石油を原料につくられた着色料です。現在では、発がん性があると知られ、この着色料を使わないウインナーも増えています。

「子どもが喜ぶから」という理由で与えるのか、それとも、わずかでもリスクが考えられるものは避けるのか、これは**親にしかできない選択**です。

ここまで食品添加物などの化学物質のリスクについてお読みいただきました。今日から食生活を改めようと考えていただけたならば、著者として本望です。

ただ、やっぱり、わが家には必要だから加工食品をほどほどには使っていこう。そう考えている人もいるでしょう。ご自身が決めたなら、それでよいのです。多忙な毎日の中、加工食品に助けられているご家庭が多いこともよくわかります。

大事なのは、リスクをわかって家族に与えるのか、それとも何も知らずに与えてしまうかの違いです。リスクがわかっていれば、毎日食べていたウインナーを週に1度にしよう、次は2週間に1度にしようと食べる機会を減らす選択ができます。ですが、リスクを何も知らなければ、子どもに食べたいだけ食べさせるという、もっとも危険なことを親が自らしてしまうことになるのです。

ただし、超加工食品を食べさせるにしても、これだけは覚えていてほしいことがあります。**親がよく食べさせていたものを、子どもは大人になってから、懐かしんで食べるようになる**、ということです。

最近、東京新橋の飲み屋街で、赤いタコさんウインナーをメニューに載せている居酒屋が多いと聞きます。サラリーマンの方々のソウルフードだそうです。彼らは、赤いタコさんウインナーにマヨネーズをつけて、「やっぱり、この味だよな」と食べるのだといいます。後述しますが、業務用マヨネーズも発がん物質が含まれていることの多い食べ物です。親が今、どんなものを食べさせるかは、その子の未来の健康状態にも強い影響を与えることになるのです。

対談

日本一高い安全基準のもと、本当に安全でおいしいものだけをお客さまに届ける

西川榮郎さん（オルター代表）×南清貴

無害か有害かはお金で変わる

南　オルターさんは、化学合成された食品添加物や農薬などをいっさい排除した宅配事業をされています。西川さんがこの活動を始められた動機をお聞かせください。

西川　48年前、長男の誕生がきっかけです。私は

西川榮郎さん

任意団体オルター、株式会社オルター代表。オルターは、安全な食べものを会員に届ける宅配事業会社。「国産」「農薬不使用」を基本とし、農薬、ポストハーベスト農薬、遺伝子組み換え、放射能汚染、トランス脂肪酸、食品添加物、プラスチック容器、レトルト食品などをすべて追放し、会員の健康第一に運営している。西川さんはその代表として、安全な食材開発の最先端で活動。がん、アトピー、精神疾患の代替医療にも積極的にとり組んでいる。

基礎医学者で、当時、ある製薬会社の研究員として制癌剤の開発研究に携わり、大学の医学部でもがんと免疫の研究を行っていました。がんの原因は放射線やウイルスなどいくつかありますが、最大の原因は食です。当時は、がんを医療で克服しようと私も奮闘していたのですが、がんになってしまった人を医療で助けるのは、非常に難しいことに気づいてしまった。反対に、**食べ物を変えれば99パーセントは予防できる。**この視点から日本社会を見たとき、食は壊滅的な状況にあり、はたして息子を無事に育てていけるのかと考え込んでしまったことがきっかけです。その後、安全な食べ物を共同購入する運動をはじめ、ロングライフミルクの追放、脱原発、薬害告発、農薬空中散布の中止など「いのち・自然・くらし」を守る運動に幅広くとり組んできました。

南　西川さんが「薬でがんはほぼ治せない」と気づいてから50年近くになります。今や日本は2人に1人ががんになる時代です。食品添加物や農薬などの化学物質の影響が大きいと考えますが、西川さんは食品添加物をどう考えますか。

西川　これは大事なことですね。オルターの考えは、「**食べられないものは食べな**

い」です。食品添加物に安全か危険かという判断は必要ありません。食べられるか食べられないかが判断の基準です。食べられないものは、食べない。だから食品にも使わない。これは、人の生命として当たり前のことです。

南　本当にそのとおりだと思います。ところが食品業界は、本来は食べられない食品添加物を、安全か危険かという視点で議論していますね。

西川　安全性が確認されたものだけが、加工食品に使われていると主張しています。しかし、そのデータは信頼できるものでしょうか。はっきりとわかっている事実から見れば、メーカーから研究費をもらっている研究者は「安全」と言っている。しかし、もらっていない人は「危険」と言う。では、そもそも安全性の調査は誰が行っているのか。研究費をもらっている人たちです。**無害か有害かはお金で変わる。**これは事実です。

南　そうやって「安全性」が確認されたものが、今や１５００種類以上もあり、加工食品に使われているわけです。

西川　私が食の安全性を守る活動を始めたときには、３７０種類ほどだった。それがなんと5倍近くにまで膨れ上がっています。こうすることで、食品添加物のグローバル化が築かれた。アメリカでは、かつてデラニー条項として「発がん性が認められたら、食品添加物としては許可してはいけない」としていました。その条項に該当するポストハーベスト農薬を、日本は「食品添加物」といって認可し、防カビ剤が散布されたレモンを輸入している。そうやって日本は、海外から農作物を輸入する障害を除いてきたのです。

では、食品添加物は、無害か有害か。そこに答えを出すなら、私は有害でしかないという立場です。**毒性のある食品添加物が認可され、野放しに**されています。これは非常に怖いことです。

昔ながらの醤油が世界の注目を浴びている

南　今年の4月には、消費者庁が「無添加」という表示に対するガイドラインをスタートさせています。これについては、どうお考えですか。

西川　この問題は深刻です。消費者庁は「無添加の表示をわかりやすくする」と言っていますが、事実上、無添加とは言わせない動きです。要するに、**無添加と表示させないことで、食品添加物が多く使われていることを隠そう**としているのです。「キャリーオーバーがある以上、無添加とは言えないだろう」とまるで庶民の味方になっている口ぶりで、実は業界の味方になっているわけです。

南　消費者庁は、いかにも消費者の味方である省庁のように名乗っていますが、実態はまるで違う。それは添加物のガイドラインを見るとよくわかります。

西川　本当にそのとおりです。ただ、オーガニック業界を見ると、「無添加」といいながら、食品添加物を使っている商品が多いことも事実です。酵母エキスやたん白加水分解物を使っている商品も多い。あれらは食品添加物業界からすると「食品」の扱いですが、実際には、産業廃棄物のような劣悪な原料を化学的な処置を加えて旨みの強い粉や液体につくりかえている、化学物質としか言えない代物です。

南　オルターさんでは、そうしたものも徹底して排除していますね。

西川　はい。**日本一高い安全基準をつくり、無添加に徹してたくさんの製品を開発**してきました。その際、食品の原材料だけでなく、製造工程まで詳しく見ます。たとえば、醤油をつくるとしたら、大豆の育て方や肥料、農業技術、土壌の状態、また、醤油を熟成させる容器は、木の桶（おけ）なのか、ステンレスなのか、プラスチックなのかまで確認します。そうした情報は公開しています。

オルターで販売している醤油は、昔ながらの製造の製品です。現在は、わずか10日でつくられる醤油もある中、2年も3年も、場合によっては10年間も寝かせている醤油もある。そんな時代遅れとも言われかねない醤油が、今、大変に注目されています。たとえば、人間国宝の寿司職人のお店や、JALのファーストクラス、フランスの三ツ星レストランなどでも使われています。また、ドイツの新聞社が主催した食品の品評会では1位を取得しました。

オーガニックのテーマパークをつくりたい

南　オルターさんの今後の展望を教えてください。

西川　今、観光名所に行くような感覚で遊びに来てもらえる**参加型のオーガニックテーマパークをつくろう**と計画しています。そこには、博物館や、子どもたちが職業体験できる施設、そしてオルターの2万種類もの商品を購入できるマーケットがある。食の大切さを知り、オルターのおいしさを存分に楽しんでもらいたいです。一方で、気軽に自然食品を買いに行けるお店も増やしていきたい。日本の食が非常に危機的状況にあるからこそ、オルターの食品の重要性は高まっています。大勢の人が安全で安心な食料品を買いに集まってくる時代がきていると考えています。

南　では最後に、西川さんにとって理想の食事とは、どういうものですか。

西川　一言でいえば、アルカリ食です。縄文時代の人たちは、長寿だったことがわかっています。食べていたものは海藻や木の実、野菜など。とくに、野菜の3分の1は生で食べ、米などの穀類はほどほどにしておく。こうした食事は、血液や尿を弱アルカリ性にします。すると、がんだけでなく、リウマチや糖尿病も予防できます。**現代人に多い病気は、アルカリ食に変えていくことで防げる**のです。

南　勉強になります。本日は貴重なお話をたくさんありがとうございました！

第2章
これだけは「食べてはいけない！」 14の物質

「これ」が入っていたらひとまず考えよう

人は誰だって、自分や大切な家族の健康を守りたいと思うものです。その重要な方法が食事にあると理解できれば、毎日の家庭料理を見直すことができます。

ただ、「あれもダメ」「これもダメ」ということになってしまうと、「じゃあ、いったい何ならいいの?」「何を食べたらよいのか、わからなくなってしまった」と苦しくなってしまうでしょう。そうなると、食事そのものを楽しめなくなります。それは、とても残念なことです。

そこで本章では、**「これだけはやめておこう!」という14種類**の食品添加物などの物質を紹介します。14種類ならば、覚えていただけると思います。

スーパーで食品を購入する際には、どうぞ商品をひっくり返して、原材料欄を確認してください。そこに「買ってもよい食品か、買わないほうがよい食品か」の答えが書いてあります。その項目に一通り目を通したうえで、今日はこの食品を買おうか、それともひとまずやめておくのか、という選択をする参考にしていただけたらうれしいです。そして、ぜひ原材料の確認を習慣化してください。

この習慣は、お惣菜やお弁当を買うときにも用いてください。今から食べるもの、あるいは子どもに食べさせるものに、どんなものが入っているかを把握するのは大切なことです。把握してから、購入するかしないかを決めましょう。

ただし、現代の食生活では、どうしても食品添加物は入ってきてしまいます。たとえば、いただきものをしたお菓子に、食品添加物が使われていることもあるでしょう。私も、妻や娘、孫たちには食品添加物をできるだけ与えたくないと思っていますが、そうしたときには、家族みんなでありがたくおいしくいただいています。

なお、スーパーで食品を選びながら、原材料欄を確認してからカゴに入れるかどうか決めることは、スーパーで働く人たちへのアピールにもなります。多くのお客さんが原材料欄を読んでからカゴに入れる姿を見ていたら、スーパー側も入荷する商品を決める際の参考にするはずです。**地域のスーパーをより安全な食品売り場へと育てるのは、実はあなた自身**なのです。

(1)亜硝酸ナトリウム(発色剤)

朝食のおかずの定番は、ソーセージやハムというご家庭も多いでしょう。これらをスーパーで購入する際、必ず確認したいのが**「亜硝酸ナトリウム」の有無です。「亜硝酸塩」「亜硝酸Na」とも記載**されています。

なぜ、加工しているソーセージやハム、ベーコンが、豚肉より安く買えるのでしょうか。不思議に思ったことはありませんか。

食品を加工するには、原材料の他に加工費が必要です。それを考えれば、ソーセージやハム、ベーコンが高くなるのが当然です。しかし、豚肉よりはるかに安く買える商品もあります。これは、増量剤、防腐剤、結着剤、香料、着色料などの食品添加物のおかげです。

そもそも、安価なソーセージやハム、ベーコンの場合、使用された肉が、豚肉かどうかもわかりません。事実、鶏肉や馬肉などが混ぜられているケースがあります。

それどころか、どこから輸入された肉かさえわからないことがあります。そうした肉でも、食品添加物を使えば、あんなにきれいな色をした加工肉になるのです。

その色をつくっているのが、亜硝酸ナトリウムです。亜硝酸ナトリウムは「発色剤」とも呼ばれます。発色剤とは、食品の色を鮮やかに保つために使われる添加物です。食品に含まれる色素と結合し、加熱や酸化によって色が落ちることを防いで、赤やピンク色に保ちます。微生物の増殖を防ぎ、風味を改善する作用もあるのでボツリヌス菌の殺菌目的でも使用されています。**ソーセージやハムなどの食肉製品のほか、たらこやいくらなどの魚卵**にもたびたび使われています。

では、なぜ亜硝酸ナトリウムは避けたほうがよいのでしょう。私たちの腸では、腸内細菌がアミノ酸からアミンという物質をつくっています。このアミンと亜硝酸ナトリウムが反応すると、ニトロソアミンという強い発がん物質が生じるのです。

なお、亜硝酸ナトリウムのような発色剤を使っているということは、それを使用しなければ「おいしそうに見せることのできない材料」でその食品がつくられている証し、ともいえるでしょう。

⑵着色料

食品添加物の議論になると、たいてい「安全か、安全ではないか」が争点になります。もちろん、その議論は重要です。ですが、それ以前に「**食品添加物はそもそも体に必要ないもの**」ということをしっかり押さえておくべきです。栄養になるわけでも、健康や成長に貢献するわけでもない。人間が生きていくためになくてよいものが、化学物質の食品添加物。これが大前提です。

では、どうして使われるのでしょうか。「製造、加工、保存」のためです。そんな食品添加物の中でも、もっとも不必要なものの一つといえば、着色料です。

なぜ、食べ物に色をわざわざつけなければいけないのでしょうか。

答えは「よく売れる」から。**消費者の購買意欲が高まるという理由で、きれいな色、おいしそうと感じさせる色がつけられている**のです。

では、その色は何からつくられているのかご存じですか。

原料の一つは石油です。これらを「タール系色素」と呼びます。「食用赤色2号、3号、40号、１０２号、１０４号、１０５号、１０６号」「食用黄色4号、５号」「食用青色1号、２号」「食用緑色3号」、これら12種類が日本では認可されています。タール系色素は明らかに体に悪そうであるため、もともと避けている人は多いかもしれません。では、カラメル色素にはどう対応されていますか。

カラメルとは、砂糖を褐色に焦がしたもので、プリンやクリームブリュレなどにも使われます。それをイメージすると「問題のある化学物質」とは思えないでしょう。しかし、安価な加工食品に使われているのは、砂糖とはまったくの別のカラメル色素です。糖類に亜硝酸やアンモニウム化合物のどちらか、もしくはどちらも加えて加熱して製造されています。**カラメル色素は、製造法によってⅠ～Ⅳに分類され、このうち発がん性が疑われるのはⅢとⅣ。ただし日本では、どのカラメル色素を使っているかという表示義務がない**のです。

世界ではその危険性が注目されているにもかかわらず、日本の加工食品にもっとも使用されている着色料がカラメル色素なのです。給食や外食産業などで使用されている調味液や、醤油色をした液体にも、このカラメル色素が使用されています。冷蔵庫を開いて、焼肉のタレやめんつゆ、ソース、カレールウなどの原材料欄を見てください。ほぼ使われているはずです。

さらに、気をつけたい着色料が、コチニールです。ジュースやお菓子、ハム、かまぼこ、いちごジャムなど、赤い色の飲食物に幅広く使われている着色料です。これは、**「カイガラムシ」という昆虫から抽出した赤色の液体**です。主にメキシコなどの南米地区に自生するサボテンに寄生する小さな虫から抽出された着色料です。以前は「カンパリ」というリキュールにも使われていました。

虫と聞くと「気持ち悪い」と感じるかもしれません。ですが、問題は昆虫由来ということではありません。急性全身性アレルギー症状を引き起こすことがあるのです。いわゆるアナフィラキシーショックです。肌のかゆみや湿疹が生じるケースもあります。口紅やチークなどのコスメにも使われています。注意してください。「天然由来の着色料は安全」と、漠然と感じている人も多いでしょう。コチニールも天然由来の着色料です。**天然由来の着色料も、日常的にくり返し摂取していると、**

アレルギー発症の原因になり得ます。

また、２００４年にはアカネ色素が既存添加物の名簿から削除されています。アカネ色素も食品に赤色系の色をつけるために使用されていた着色料で、ハムやソーセージ類、かまぼこ、清涼飲料水などに使用されていました。原料は、セイヨウアカネという植物で、古くから染料として使われてきました（漢方で使用されてきた東洋アカネとは別のもの）。セイヨウアカネには毒性がもともと確認されていて、アメリカやＥＵでは使用が認められていない着色料でした。その着色料が日本で認可されたのは、ラットを使った試験で発がん性が認められなかったためです。ところが一転して発がん性がわかり、使用が禁じられたのです。このことは当時、大きく報道されました。

なお、認可されている着色料をまとめて、「着色料」と記載されていることもあります。これを「一括名表示」といいます。**一括名表示されてしまうと、もはや何が使われているのか、消費者からまるで見えなくなります。**食品の原材料欄にある「着色料」という表記は、そういうことなのです。

(3) 保存料

食品添加物に対する味覚の感性は、コンビニやスーパーのおにぎりを食べたときによくわかります。

私は以前、一度だけコンビニのおにぎりを口にしたことがあります。河口湖畔に出かけた日の朝のこと、薬臭くて、ふた口以上は食べられませんでした。

それもそのはず、市販のおにぎりには大量の食品添加物が使用されています。とくに保存料は相当量使われているでしょう。工場で製造されてから配送され、店頭に並ぶまでにかなりの時間がありますし、お客さんが持ち帰ってから、すぐに食べるかどうかもわかりません。そうなると、売るほうは相当に神経質にならざるを得ません。もしも食中毒でも起こせば糾弾され、下手をすると企業の存続すら危ぶまれます。ですから、製造販売側としては最大限に安全性に配慮してつくり、売るしかないのです。そのリスクを大量の保存料で回避しているというわけです。

こうした**おにぎりを「おいしい」と食べられるのであれば、食品添加物に舌が慣らされてしまっている**状態とわかります。

保存料にも種類がさまざまあります。主には**安息香酸、安息香酸ナトリウム、しらこたん白抽出物（しらこたん白、しらこ分解物、プロタミン、核蛋白）、ソルビン酸、ソルビン酸カリウム（ソルビン酸Ｋ）、プロピオン酸、プロピオン酸カルシウム（プロピオン酸Ｃａ）、プロピオン酸ナトリウム（プロピオン酸Ｎａ）**などです。保存料も一括表示が認められています。そのため、「保存料」とだけ記載があるときには、どの種類がどれだけ使われているかわからない状態と読みとれます。

なお、保存料を使用する目的は、ご存じのとおり、食品の腐敗や変質、変色の原因になる細菌の増殖を抑えること。細菌の増殖を抑えるだけなら問題ないのではないか、と思う人もいるかもしれません。しかし、現在は「腸活」という言葉があるほど、健康における腸の働きが注目されています。保存料は、腸活の対極にある化学物質です。頻繁に腸に入れていると、**腸内細菌は数を減らし、そのバランスが崩れてしまう**と考えられています。

(4)加工デンプン

食品添加物の中でも、とくに使われることの多いものの一つが加工デンプンです。

加工デンプンは、冷凍食品に多く含まれています。冷凍の麺類には相当量が含まれるようです。粘り気やとろみを出すなどの作用があり、パンや安価なケーキ、スナック菓子、プリンなどにも使われます。「デンプンならそれほど問題はないのでは?」と思われるかもしれませんが、加工デンプンは、片栗粉などの一般的なデンプンとはまるで異なる物質です。加工デンプンの「加工」とは、ある化学物質をブドウ糖と結合させること。その化学物質とは**プロピレンオキシド(酸化プロピレン)という、キッチンのスポンジなどに使われるポリウレタンの原材料**でもあります。

現在、加工デンプンは12種類が許可されていますが、どれを使っても「加工デンプン」「加工でん粉」「加工澱粉」などと表記すればよいことになっています。その中には、ヒドロキシプロピルデンプン、ヒドロキシプロピル化リン酸架橋デンプンなど、発がん性があるとして、**ヨーロッパでは乳児向けの食品に使用が禁止**されたものがあります。ところが、それらは冷凍しても劣化せず、食品の品質を均一に保つという理由から、日本では冷凍食品などに今も使用されているようです。

２００７年11月29日に食品安全委員会が厚生労働大臣に提出した「食品健康影響評価の結果の通知について」という文書を読むと、日本人１人当たりの１日の加工デンプンの平均摂取量は１～３歳の乳幼児で４・90～６・31グラム、４歳以上で８・19グラムと推定されると、記載されています。これに対して、アメリカ人の１日当たりの摂取量は約０・５グラム、イギリスでは１・５０９グラム。**欧米ではほとんど使用していない加工デンプンを日本では大量に使い、しかも子どもたちが食べてしまっている**のが現状です。

なお、加工デンプンは、以前、添加物ではなく食品として使うことが許されていましたが、２００８年の法改正で添加物リストに加わっています。海外では添加物扱いされているので、輸出入品の表記で国際的な整合性をとる必要があったために、政府が重い腰を上げたといわれています。

⑸リン酸塩

最近、危険性がたびたび話題になる食品添加物にリン酸塩があります。

リン酸塩は、乳化剤、酸味料、pH調整剤として使われています。また、結着剤にもなります。原料と原料をうまくくっつける役割です。ハムやベーコン、プロセスチーズなどもよく使われています。その理由の一つが、使用することでパサつき感がなくなるうえ、食品どうしがはがれやすくなることにもあります。

主に冷凍食品、清涼飲料水、お菓子、カップ麺、菓子パン、かまぼこなどの魚肉練り製品などに多用されています。1杯百円ほどで飲める安いドリップコーヒーにも含まれています。少ないコーヒー豆から濃い色を出すために使われるのです。

リン酸塩も一括表示が認められている食品添加物です。なお、原材料欄に「リン酸塩」の文字がなくても、「乳化剤」「酸味料」「pH調整剤」「結着剤」などの文字があれば、この化学物質が含まれている可能性があります。

では、リン酸塩は何が問題なのでしょうか。

リンはもともと自然界に多く存在している物質で、野菜や肉、魚にも含まれています。私たちは、そうした食材からも日々、リンを摂取しています。体内に入ると、カルシウムが骨に吸収されるのをマグネシウムとともに助けるほか、エネルギーの産生や細胞膜の健全な動き、脳や神経の働きなどに使われます。つまり、人が健康的に生きていくうえで欠かせないミネラルなのです。

しかし、いくら必要といっても、無制限に摂取してよいわけではありません。むしろ、多過ぎると害の面が強く現れてきます。カルシウムとマグネシウムのバランスが崩れ、骨が弱くなってしまうのです。しかも、腸管からカルシウムが吸収されるのを妨げるともみられています。そのため、大人であれば骨粗鬆症のリスクが上がるわけですが、育ち盛りの子どもにとっても骨の丈夫さは重要です。

しかも、リン酸塩は亜鉛を体外に排出してしまうことも問題です。亜鉛の重要性については第1章でお話ししましたが、不足すると味覚障害を引き起こします。**心と体の発達段階にある子どもたちにはとくに摂取させたくない**食品添加物なのです。

(6) 乳化剤

みなさんはコーヒーを飲むときに、コーヒーフレッシュを入れますか。

私は以前、一緒にお茶をした女性が、1杯のコーヒーにコーヒーフレッシュを2つも入れているのを見て、驚いたことがあります。彼女は、コーヒーフレッシュが何からできているか知らなかったのです。

コーヒーフレッシュは、劣悪な植物油と水、その2つが分離しないようにするための乳化剤、そしてそれらしい香りにするための香料でできています。つまり、乳製品はまったく入っていないのです。その証拠に常温で保存できます。**腐らない安価な「ミルク」が欲しくて開発されたのがコーヒーフレッシュ**です。

では、乳化剤とは何でしょうか。簡単にいうと、水と油がよく混ざるようにするための添加物です。

乳化剤に関しては、困ったことに、不純物の規定がありません。たとえば着色料は不純物の含有量が15パーセント以下ならＯＫ。それでも私などはかなり多い量と思ってしまいますが、乳化剤はその上限値すらないのです。

どうしてでしょうか。ウソみたいな驚くべき話をします。

乳化剤というと聞こえはよいのですが、同じものがシャンプーやリンス、乳液などの化粧品に使われた場合、「界面活性剤」という名前に変わります。かつて、入院患者の点滴に界面活性剤を入れて死亡させた看護師による事件が大きなニュースになったこともありました。それほど、体内に入ると毒性の強い物質です。

ただ、シャンプーやリンスの界面活性剤であれば、それほどの純度は求められません。つまり、口に入れるわけではないので、不純物が多くてもよいのです。ですが、食品に使う乳化剤であれば、純度の高さは重要でしょう。ところが、実際にはシャンプーやリンスと同じ扱いになっている。**不純物が多い界面活性剤を、食品用の乳化剤としても使用**できるのです。そのために、あえて不純物の規定をなくしてしまったのです。

この話だけでも、安全性を疑問視するには十分です。しかし、この話はこれにとどまりません。乳化剤には、「ショ糖脂肪酸エステル」「プロピレングリコール」など何種類もありますが、これも一括表示が認められているため、極端な話、**10種類使っていても、「乳化剤」と3文字記載すればよい**ことになっています。

問題は、そこにプロピレングリコール（プロピル・アルコール、またはプロパノール、イソプロピル・アルコールとも）が含まれている可能性があることです。食品添加物の説明書などには危険性が少ないかのように書かれていることがありますが、実は大変に毒性の強い化学物質なのです。

具体的には、**免疫システムを狂わせ、ある種の寄生虫を殺せなくしてしまうのです。これがあらゆるがんの発生にかかわってくる**ともみられています。

このことを詳述したのが『ハーブでガンの完全治癒（原題：THE CURE FOR ALL CANCERS）』という本です。著者はハルダ・R・クラークというカナダの薬草研究家です。アメリカでの出版時には製薬会社などから圧力がかかり、一般の出版社からは出版されず、アンダーグラウンドで発売され、それでも70万部を超す大ベストセラーになりました。

海外ではそれほど問題になったプロピレングリコールが、日本では今も使われています。しかも、お米の添加物に使われていることがあります。

みなさんは、精米改良剤というものをご存じでしょうか。

古米を精米するとき、お米が割れてロスするのを防ぎ、古米特有の酸化した臭いを消し、甘味をつけ、まるで新米のような光沢を出すために開発されたのが、精米改良剤です。その成分は、植物油脂、合成甘味料（D-ソルビット）、リン酸塩、グリセリン脂肪酸エステル、グルタミン酸ナトリウム（グルソ）などのほか、プロピレングリコールが含まれます。**プロピレングリコールは、薬機法（旧薬事法）においては「表示指定成分」として表示が義務化されている**化学薬品です。ところが、精米改良剤になると、表示の義務がなくなります。精米改良剤が加工助剤であるためです。加工助剤については後述します。

精米改良剤は、現在、外食産業では当たり前のように使用されています。

なお、プロピレングリコールは、うがい薬、歯磨き剤、炭酸飲料、カフェインレスコーヒー、白砂糖などにも使われています。

(7)膨張剤

子どものおやつにクッキーやビスケットを与えている家庭は多いでしょう。原材料欄に**膨張剤という記載がある場合には、ひとまず購入を控える**とよいと思います。

膨張剤は、ふくらし粉やベーキングパウダーなどとも呼ばれており、炭酸ガスやアンモニアガスを発生させ、ふっくらと膨張させるために使用されています。種類には、炭酸水素ナトリウム（重曹、炭酸水素Ｎａ、重炭酸Ｎａ）、グルコノデルタラクトン（グルコノラクトン）、硫酸アルミニウムカリウム（ミョウバン）などがありますが、膨張剤も一括表示が認められている食品添加物です。

このうちの硫酸アルミニウムカリウム（ミョウバン）は、アルミニウムの害が懸念されています。アルミニウムは人体への影響は明らかになっていないというものの、**動物実験では神経や生殖器に影響がある**と報告されています。

食の安全性を評価している国際機関（ＪＥＣＦＡ：ＦＡＯ／ＷＨＯ合同食品添加

物専門家会議）では、「人が一生涯摂取し続けても健康への悪影響がない」とする暫定的な許容量として、体重1キログラム、1週間当たり2ミリグラムと設定。体重15キログラムの子であれば、1週間の許容量は30ミリグラムという計算です。

体の小さな子どもほど許容量は少なくなります。ところが、幼い子ほどクッキーやビスケットのほか、菓子パンなどを食べる機会が多いのもまた事実です。

実際、1～6歳の小児のうち約5パーセントが許容量を超える可能性があると、厚生労働省も公表しています。

市販のホットケーキミックス粉を使って、お菓子をつくっている家庭も多いと思います。しかし、そうした商品には、1グラム当たり最大0・53ミリグラムのアルミニウムが含まれているとされます。ホットケーキを1枚焼くと、粉50グラムでおよそ27ミリグラムのアルミニウムを含有する計算です。

なお、ベーキングパウダーにもアルミニウムを含む商品があります。

お菓子づくりをするという人は、**「アルミニウムフリー」「ミョウバン不使用」と記載されたベーキングパウダーやホットケーキミックスを選ぶ**ようおすすめします。

(8) pH調整剤

最近は、食品添加物の安全性に疑問を持つ人も多くなってきました。「保存料不使用」と記載のある商品を選ぶ消費者も増えてきています。

しかし、ここにも落とし穴が隠されています。

保存料のかわりに「pH調整剤」を使う食品メーカーが増えてきているのです。

現在、コンビニやスーパーのおにぎり、パン、サンドイッチ、お弁当、冷凍食品、ジャムなどに多く使われています。

pHとは、ご存じのとおり、酸性、アルカリ性の度合いを示すものです。食品は、何もしなければ、時間の経過とともに質が落ち、色も変わります。それが「劣化してている」という一つのサインでもあります。ところが、**pH調整剤を使うと、色落ちや劣化を防ぐ**ことができます。しかも、他の食品添加物の効果も高めてくれるのです。製造側にとっては夢のような化学物質といえるでしょう。

これが人体に何も影響しないのであれば、それは本当に夢のような話で終わります。しかし現実には、**pH調整剤は私たちの腸内フローラのバランスを崩してしまう**のではないか、と疑われています。

私たちの腸には多種多様な細菌が棲んでいて、消化分解のみならず、免疫力にも働きかけています。「免疫力の７割は腸でつくられる」とよく言われますが、これは、腸内には全身の免疫細胞の約７割がいて、腸内細菌がそれらの働きを活性化しているためなのです。よって、腸内フローラの状態が、その人の健康状態に大きくかかわってくることになります。

pH調整剤を摂り続けてしまうと、腸内フローラのバランスが崩れ、結果的に免疫力が落ちてしまうと考えられています。

現在、pH調整剤として使われている化学物質には、リン酸、クエン酸、フマル酸、コハク酸、酒石酸など、計34種類が認可されています。これも一括表示が認められており、「pH調整剤」とだけ記載すればよいことになっています。どの化学物質をどれだけ使ったかは、パッケージの原材料欄からは読みとれないのです。

⑼人工甘味料

カロリーゼロという表記は、いかにも体によさそうです。ダイエットのために、あえてカロリーゼロという食品を選んでいる人も多いでしょう。

ただし、カロリーゼロ、ノンカロリーと表記されているものの実態は、「100グラム当たりのエネルギーが5キロカロリー未満」というだけです。「ノンシュガー」「糖類ゼロ」「糖質ゼロ」という表記も同様です。

問題なのは、こうした表記のあるものには、人工甘味料が使われている、ということです。人工甘味料にも種類がいくつもありますが、現在、日本で使用頻度の高いものを3つ挙げると**「アスパルテーム」「スクラロース」「アセスルファムカリウム（アセスルファムK）」**です。いずれも少量で砂糖の何倍もの甘さを持ちます。また、「ネオテーム」という砂糖の1万倍の甘さをもつものもあります。

ではなぜ、これらの人工甘味料を使うと、「ゼロカロリー」「ノンシュガー」とうたえるのでしょうか。これらはすべて天然には存在しない甘み成分だからです。これが自然の食品であれば、摂取後、人間がもともと持っている消化酵素でブドウ糖に分解されます。それがエネルギーに換算され、カロリー表示がされます。

ところが、人工甘味料は強烈な甘みを持つものの、それに対する消化酵素を私たちの体は持ち合わせておらず、ブドウ糖に分解されません。よって、エネルギー量（カロリー）を計れないので、「カロリーゼロ」と表記できるというわけです。

では、分解されない物質を体内に入れて、問題はないのでしょうか。食品メーカーなど推進派の人たちは、「少量であれば問題ない」と安全性を主張します。しかし、それは果たして真実でしょうか。わかっていることは、人工甘味料を体内に入れると、私たちの**体で分解できない物質がそのままの状態で代謝されずに、体内に残り続ける**ということです。「排泄されるのでは？」と思われるかもしれませんが、他の物質に代謝できないものは、排泄もできないのです。

最終的にはおそらく**肝臓や腎臓など臓器の中に化学物質として残り、免疫力の低下につながっていく**、とも考えられています。

⑽防カビ剤（ポストハーベスト）

レモンは、免疫力の向上や疲労回復、感染症予防、美肌効果のあるビタミンCが豊富に含まれます。しかし、この健康によい果物が、輸入物になると別物になります。現在、流通しているレモンの多くは、アメリカ産です。そのレモンには、ポストハーベストとして、有害な化学物質が散布されています。

ポストハーベストとは、収穫（ハーベスト）されたあと（ポスト）に、果物や穀物、野菜などに散布する農薬のこと。遠い外国から長時間かけて運ばれてくる農産物は、運搬中に害虫やカビが発生しやすくなります。これを防ぐために使われるのがポストハーベスト農薬です。いわゆる防カビ剤です。

この農薬は、**通常の畑で使用される農薬より相当に高濃度**です。日本で認可されていない農薬も含まれます。発がん性や催奇形性が疑われる農薬もあります。

そもそも日本では、ポストハーベスト農薬の使用を禁止しています。ところが、ポストハーベスト農薬を使った外国産の果物や野菜が輸入されることを、日本政府は認めています。なぜこんなことが起こっているのでしょうか。

ポストハーベストで使用される薬剤が**「農薬」ではなく、「食品添加物」として認可**されているからです。農薬の管轄は農林水産省ですが、食品添加物の管轄は厚生労働省です。同種類の化学物質が違う管轄で扱われれているため、じつは「農薬」が「食品添加物」になるという、おかしなことが起こってしまうのです。

これが消費者のために行われている措置だと、誰が思うでしょうか。農薬として危険なものは、食品添加物としては、なおのこと危険なはずです。しかし現状として、アメリカなどから輸入する果物や野菜にはポストハーベスト農薬が使用されています。「食品添加物だから問題ない」という理屈です。

輸入物のレモンを「安いから」という理由だけで買っていませんか。ときどきお酒にレモンの輪切りを入れて飲んでいる人を見かけますが、私からすると**アルコールに農薬を溶かし込んでいる自殺行為**に近いとさえ感じます。レモンなどの果物は、できるだけ国産で無農薬のものを選ぶことをおすすめします。

(11) たん白加水分解物

ここまで読んで、「やっぱり無添加の食品を選ぼう」と感じている人もいるのではないでしょうか。しかし、今後、食品会社は簡単に「無添加」という表記ができなくなりました。しかも、明らかに化学的につくられているのに、「食品」として扱ってよい物質があります。たん白加水分解物です。これも非常に多くの加工食品に使用されています。出汁の風味がする加工食品には、ほぼ使用されています。

たん白加水分解物のつくり方は、簡単にいえば以下のとおりです。肉や魚などのタンパク源に塩酸を加えると、加水分解という化学反応でタンパク質が分解されます。このときにアミノ酸が発生し、魚の出汁に似た味になります。

ただし、そのままでは塩酸が残っていて食用にはなりません。そこで、最後に水酸化ナトリウム（カセイソーダ）を入れて中和します。これで完成です。

材料は、**食肉処理したあとの内臓や、水産加工場で出る廃棄部分などなんでもよ**

いため、格安に製造できます。しかも、どんなものにもコクや旨みを出せるとあって、使い勝手がよいのです。そのため、ほとんどの加工食品に使用されています。では、健康上に問題はないのでしょうか。じつは製造の工程で、クロロプロパノールという発がん物質が生成されています。その危険性は多くの国で知られていて、**欧米では摂取上限値を設けている**国も多くあるほどです。

日本の農林水産省も「食品中のクロロプロパノール類及びその関連物質に関する情報」の中で、「長期間にわたって毎日大量に摂り続けた場合には、健康に悪影響が発生してしまう可能性があるため、食品に高濃度に含まれるのは好ましくありません」とする半面「平均的な食生活においては、健康リスクは無視できるほど小さい」と述べています。しかし、たん白加水分解物は加工食品にかなり高い頻度で使われています。しかも、食品添加物ではなく食品の扱いであるため、**「無添加」を名乗る加工食品に使われている**ことも。加えて、食品なので使用量の上限も定められていません。欧米では発がん性の疑いから摂取上限値がある化学物質が、日本では食品として多用されている。これが現実です。

⑿酵母エキス

一日の終わりに飲むビールは格別です。「この1杯のために、今日もがんばった」という人も多いでしょう。ところが、尿酸値や血糖値が高いことから、ビールを控えている人もいるのではないでしょうか。

現在は、「プリン体ゼロ・糖質ゼロ」の発泡酒などが売れています。しかし、実はこうした機能性飲料には注意が必要です。価格を抑えてビールによく似た味と見た目をつくり出すために、化学物質の食品添加物が多く使われているからです。

また、酵母エキスを使用しているものもあります。たん白加水分解物と同様に食品添加物に指定されていないため、無制限に使用されやすい物質です。

酵母エキスは、遺伝子組み換え技術によってつくられた酵母を原材料にします。その酵母にサトウキビかすとアンモニア化合物をエサとして与え、アミノ酸などを合成させています。そこにビールの製造過程で出る廃液の酵母を薬品で殺したものを加え、酵素や酸などで加水分解して製造されています。

では、どうして酵母エキスは健康上摂取しないほうがよいのでしょうか。

製造工程で出る不純物が、**イースト症候群（イーストコネクション、または慢性カンジダ過敏症）というアレルギー症状を起こす**原因になってしまうのです。

イースト症候群になると、腸内フローラの乱れによるビタミンB群の減少で、皮膚や粘膜が荒れたり、かゆみが出たりします。ビタミンB群は、私たちが食べたものから腸内細菌が合成しています。よって、腸内フローラが乱れると、せっかくビタミンBを含むものを食べても、体内に吸収する量が減り、健康を害することになるのです。また、慢性の下痢が続き、イライラしたり、怒りっぽくなったりするともいわれています。記憶力・集中力の低下なども招き、疲れやすさやだるさが慢性的に続くともみられています。

「酵母エキス」という言葉からは健康に悪いイメージを感じません。ですが、できれば摂りたくない物質です。**発泡酒、味噌や醤油、パンなどのほか、強い旨みを出せることから、コンビニのおでんの汁**などにも使用されています。

⒀トランス脂肪酸

食品添加物ではないが、極力摂取しないほうがよい化学物質にトランス脂肪酸があります。これは**マーガリン、ショートニングのほか、サラダ油や市販のマヨネーズ**にも含まれます。**ファストフードのポテトフライ、安さを売りにした飲食店で出されている揚げ物**などを食べれば、間違いなく摂取することになります。

トランス脂肪酸は、過剰摂取すると動脈硬化を促進し、それにともなって高血圧症を悪化させ、心臓疾患や脳血管障害のリスクを高めます。アトピー性皮膚炎やアレルギー性皮膚炎、気管支喘息などのアレルギー性疾患のリスク要因になるとも指摘されています。血中の中性脂肪を増やし、肥満や糖尿病の原因になるとも考えられています。さらに、このトランス脂肪酸が細胞膜の材料に使われてしまうと、がん細胞が発生しやすくなるとみられているのです。

そのため、**欧米ではトランス脂肪酸を「狂った脂肪」と呼び、含有量表示が義務**

づけられています。ＷＨＯはトランス脂肪酸の平均摂取量を最低でも１日の総エネルギー摂取量の１パーセント未満にするよう勧告しています。１日の総エネルギー摂取量を１８００キロカロリー程度と仮定すると、単純に計算して摂取上限は２グラムになります。たとえば、ファストフード店でポテトフライ（Ｍサイズ／１３５グラム）を食べた場合、約４・５グラムのトランス脂肪酸が含まれます。子どもに人気の動物をモチーフにしたお菓子では１箱（約41グラム）で約２グラムの量です。かなりの量のトランス脂肪酸が含まれています。

ところが、日本では「日本人のトランス脂肪酸の１日の平均摂取量は０・９グラム前後で健康への影響は少ない」といっているのです。しかし、朝食にマヨネーズをかけたサラダとマーガリンを塗ったトースト、昼食にファストフードでポテトフライ、おやつにスナック菓子、夕食に揚げ物を食べるという食生活をしている人は、決して少なくないはずです。なお、トランス脂肪酸は植物性の**ホイップクリームやラクトアイス、コーヒーフレッシュなどにも**含まれています。原材料欄に「植物油」という記載があるものには、多くの場合、トランス脂肪酸が含まれます。

⒁次亜塩素酸ナトリウム

次亜塩素酸ナトリウムとは、殺菌剤のことです。業界では、「ジア」とよく呼ばれます。この次亜塩素酸ナトリウムについても、私は危険性を以前からくり返し訴え、そのたびに反発を受けてきました。それほど、次亜塩素酸ナトリウムは食品業界になくてはならない化学物質になっています。

次亜塩素酸ナトリウムは、**食品添加物の中でもっとも急性毒性が強い物質**です。マウスに、体重1キログラム当たり0・12グラム経口投与すると、その半数が死亡します。人間ではどうでしょうか。推定致死量は、茶さじでわずか1杯です。消化器粘膜を傷つけ、皮膚炎を起こす可能性も指摘されています。

ところが、この**毒性が強い次亜塩素酸ナトリウムに対して、表示の義務がありません**。なぜでしょうか。「最終的に食品に残らない」という理由です。しかし、本当に食品中に残留しないのでしょうか。そもそも、安全性が確保できているのであれば、むしろきちんと表示したらよいではないか、と思うのです。

次亜塩素酸ナトリウムは食品や水道水の殺菌に使われています。また、食品の製造加工の際に、装置や器具の消毒にも使用されます。飲食店などでも、これを調理場に噴霧しています。大量の生ものをパートやアルバイトが扱う回転ずし店では、開店とともに次亜塩素酸ナトリウムがまかれます。開店時に行くと、独特の消毒臭がするのはそのためです。また、寿司のねたにも、これが使われています。

さらに、スーパーやコンビニで売られているカット野菜やサラダも、次亜塩素酸ナトリウムで消毒されています。ですが、そのままでは消毒臭が残ってしまいます。そこで、野菜を何度も洗って臭いをとります。すると、野菜が持つビタミンなどの水溶性の栄養素が流れ出ます。野菜の味やみずみずしさが失われているのは、そのためです。つまり、**「健康のため」と食べている市販のサラダは、食べても健康には役立たない**のです。

なお、ファミレスのサラダも、工場でカットされ、次亜塩素酸ナトリウムで消毒されてから、各店舗に運ばれてきている可能性が高いと私は推測しています。

対談

大橋和則さん（まほろば代表）×南清貴

「もう一度食べたい！」と五感が訴える野菜を生産し、北の大地を自給自足の中心地に

目指すのは「本物」の野菜や食品を届けること

南　私は以前、まほろばさんのお店にお邪魔したことがあります。北海道で料理教室をする際、自然食品のお店はないかと探したときに、紹介されたのがまほろばさんでした。品ぞろえに驚き、

大橋和則（おおはしかずのり）さん

株式会社まほろばの代表取締役社長。現・代表取締役会長の宮下周平ご夫妻が1984年に創業したまほろばを、2019年に受け継ぐ。まほろばは北海道札幌の自然食品店として、野菜、果物、海鮮などの生鮮食品をはじめ自然食品、健康食品、化粧品、そして浄水器まで3000品目以上の品ぞろえで、自然とともに健康に生きるナチュラルライフスタイルを実現している。1991年には農園を開設し、自家採種・露地栽培・完全無農薬・化学肥料不使用の新鮮な野菜をつくっている。

そのうえ一つひとつのクオリティも高くて、感動したのをよく覚えています。

大橋　ありがとうございます。私たちは、**「もう一度食べたい！」とお客さんに感動してもらうことを大事に**考えています。感動できる食品は生命力が強くバランスがよいとも思っています。有機野菜でも無添加食品でも「オーガニックならばなんでもおいしくて安全」ということはありません。味がいまいちなど、感動できないものも多い。そこで、まほろばでは、生命力をキーワードに感動できる野菜をつくるため、自家農場を持っています。年間１００種類ほどつくって、そのうちの約70パーセントは自家採種した種から育てています。

南　それはすごい！　そんなに多種多様な野菜を自家採種しているのですね。

大橋　自家採種をしていると、個性ある野菜が生まれてきます。たとえば、アブラナ科は品種が違っても自然交配するのですが、小松菜と水菜が混ざった菜っぱができたこともあります。「何だろう菜」と名づけて販売しています。自家採種は、こうしたことが起こるのもおもしろいのですが、意図的にチンゲンサイ、ハクサイ、タイ菜、アブラ菜、ターツァイ、カブ、赤カブ、カラシ菜等10種類ほどを交配させて、20数年間つくり続けています。雑種強勢で病気に負けない生命力の強い野菜をつくることが目的です。均一化された野菜を大量に収穫したい農家からすると、効率が悪いので、多くの農家ではやらなくなった。ですが、**自家採種からは生命力にあふれた野菜ができます**。「無農薬にすると虫が喰ってしまう」とは逃げ口上です。その種の個性に合わせて、土、肥料設計、植える場所などのバランスを整えれば、野菜はどんどん強くなる。病害虫にも強く、できもよくなる。**究極のトマト、絶品のイチゴが収穫できる**のです。これは、まほろばの援農ボランティア活動に参加してくれる人しか食べられない貴重な品です。

南　おいしそうですね〜。食べてみたくなりました。でも、採算はとれますか。

大橋　まるでとれません(笑)。利益を追求していては、年間100種類もの多品種栽培をし、自家採種までやるなんてことはできません。私たちが目指しているのは**「本物」の野菜や果物をつくり、お客さまに、心身ともに健康、元気になれるものを提供する**こと。それは、自分たちの生き方の追求でもあります。その思いが店の品ぞろえに反映されています。自分たちが必要なものをそろえていったら、今の品ぞろえになりました。

南　安全安心なもので生活していきたいという思いの結晶なのですね。だから、日用雑貨の他、化学物質や農薬などを除去できる世界特許も取得された浄水器までお店にあり、「ご自由にどうぞ」と言っているのですね。

大橋　環境のことを考えれば、みんなが自給自足することがベストです。老子の教えに「小国寡民」という言葉があります。これはまほろばの理念の一つですが、「国は小さく、民は寡（少）なくあるべし」という意味です。国が大きくなれば効率優先となり、貧富の差は広がり、採算を重視するようになりますが、**国が小さくそこに住む人も少なければ、自給自足によって豊かで健康的な生活ができる**のです。

情報より、体の内なる声を信じよう

南　まほろばは、いつから、どのようなきっかけで始められたのですか。

大橋　まほろばの創業は１９８４年です。創業者の宮下夫妻は、若い頃、玄米菜食に徹底してとり組んでいました。玄米菜食は病気のときには体調を整えるためによいこともあるのですが、健康な人が継続して行うと、栄養失調になってしまうことがあり、がんをはじめとするさまざまな病気の原因になることも多いのです。ただ、北海道に移住してきたのを機に、健康相談を始めたのがまほろばの始まりです。お客さまに安全安心なものを食べなさいと伝えても、当時、それがなかなか手に入らなかった。そこで安全安心な食品を仕入れようとお店を開きました。私はもともと農業をやっていたのですが、野菜を売りに来て、宮下夫妻の理念に魅了され、創業5年後に入社しました。まほろばは、創業当時からアプライド・キネシオロジー（応用運動機能学）やバイデジタルO-リングテストなどを前身とする「0-1（ゼロワン）テスト」をとり入れています。こういう話をすると「宗教では？」と勘違いをする人がいるのですが、もともと医学分野で行われていたテスト法で、体内情報や腕や指の筋肉反射によって、その物の持つ生命力という見えないエネルギーを感知できるという原理に基づいています。このテスト法を食品の仕入れの基準に採用したのは、日本でまほろばが初めてだと思います。0-1テストは**「有機」「無添加」「国産」という情報などの既成の常識に囚われることなく品質の良否を判断**

します。私たちはもっと五感で、食べ物のエネルギーを感じる必要があるのです。

南　現在の日本は、五感で味わうことが忘れられ、消費させてナンボの資本主義社会になってしまいました。

大橋　はい。みんなコマーシャルに洗脳されていると思うんですよ。それが、大量生産、大量消費の現代です。そこには、消費者の自信を奪い、物と情報に依存させることで、物を売るという仕組みがあります。だから、みんな「**頭**」**を使って物を食べている**。たとえば、冬の寒い北海道で、鼻水を垂らしながらキンキンに冷えた野菜スムージーを飲んでいる人がいます。体は「寒い！」と悲鳴を上げているのに、まんまとメーカーの言いなりになっているわけです。大事なのは、体の内なる声を聞けるよう、自分に自信を持つこと。そのためには、食品添加物にまみれた加工食品を食べていてはだめで、**「これが食べたい！」と五感が訴えるような、化学肥料も農薬も化学物質の食品添加物も使われていない食事**をすることです。

南　まほろばさんは、今後、どこを目指して活動されていきますか。

大橋　子ども農学校をつくろうと計画しています。今の世の中は、情報や理屈でものを考えるようになっています。机の上で徹底して物事を覚えさせるような、左脳ばかりを発達させる教育がなされているからです。情報をたくさん蓄積している人ほど「頭がいい」と言われてしまう。しかし、物事を俯瞰し、これからの日本に何が重要かと未来を見通すには、右脳の働きも重要です。**「感性の脳」とも呼ばれる右脳を発達させるには、自然の中で学ぶ**のがいちばんです。また、味覚が形成されていく幼い頃に、まほろばの農園で育てているような本物の野菜や食品を食べさせてあげたい。食べものがおいしいと思えるような感性を育ててあげたい。そんなことを考え、いろいろ障壁もありますが、がんばって計画を進めているところです。

南　素晴らしい計画です。北海道に住んでいる子は、近い将来、まほろばさんの農学校に参加できるようになる。うらやましいですね。ただ、それができなくても、せめてプランターからでよいので、野菜を栽培することを始めてほしいものです。

大橋　**自分が食べるものを自分でつくるのは健康の基本**です。安全なものを五感で見わけられるようになるためにも、家庭菜園から始めるのは非常によい方法ですね。

第3章　日本の食がおかしくなっている！

がん患者が増えているのは日本だけ

現在、日本では、2人に1人ががんになり、3人に1人ががんで亡くなっていると推計されています。実際、日本ではがんで亡くなることが、めずらしいことではなくなっています。

ところが**先進国では、がんで亡くなる人が減ってきています**。まえがきでもお話ししましたが、この事実をご存じでしたか。

IARC(国際がん研究機関)は「世界中で、がんで死ぬ人の65パーセントは発展途上国の国民。先進国では、がんで死ぬ人は減り続けている」という調査結果を発表しています。日本の医療は世界でトップレベルです。ところが、**先進国でがんの死亡者数が増えているのは日本だけ**です。

なぜ、世界では減っているがんが、日本では増加しているのでしょうか。

アメリカのハーバード大学がん予防センターは、アメリカ人のがんに罹患する原因をいくつか挙げています。運動不足（５パーセント）、飲酒（３パーセント）に対し、食事（30パーセント）、喫煙（30パーセント）とされています。この数字は、食事を最適なものにすれば、高い確率でがんを予防できることを示しています。

であるにもかかわらず、食をめぐる日本の状況は、非常に厳しい。多くの人たちは、食品添加物という名の化学物質がふんだんに含まれている超加工食品を毎日のように食べています。それがいかに危険なことなのかにさえ、気づいていない人が圧倒的に多いのです。

欧米では食品添加物に対して、発がん性などが疑われれば、厳しい制限を設けています。では、欧米で使用しなくなった食品添加物がどこに持ち込まれるのでしょうか。それは日本です。漠然と「日本は安全な国」というイメージを持っている人は多いかもしれません。しかし、それはもはや幻。日本ほど、食品添加物に対する規制がゆるい国はありません。そのため、欧米で使われなくなった、まるで〝ゴミ〟と言っても過言ではない食品添加物が、日本になだれ込んできています。

結果、起こってきている一つの現象が、がん罹患率の上昇だと私は考えています。

農薬を「食品添加物」にした政府のあやまち

日本の食において、とくに深刻な影響をもたらしているのが、アメリカとの関係です。

食とは、極めて政治的な問題でもあります。戦後、食糧難の日本に、アメリカは大量の小麦粉と脱脂粉乳を輸入させました。それによって日本のパン食が進んだわけですが、戦後80年近く経っても、「戦勝国と敗戦国」という変わらない構図は、日本人の食にまで深く浸透してしまっています。

その象徴ともいえる一つが、ポストハーベストの問題です。**ポストハーベストで使われる農薬には、ベトナム戦争で使われた枯葉剤と同等の成分**のものがあります。ベトナムでは、枯葉剤によって障害を持つ多くの子どもが誕生したことをみなさんもよくご存じだと思います。

なぜ、そんなに危ない農薬が散布されている野菜や果物を、「食品添加物」としてまで日本は輸入しているのでしょうか。

事は、１９７０年代までさかのぼります。当時、日本は大量の自動車や家電製品をアメリカに輸出しようとしていました。アメリカは、それによる貿易の不均衡を解消するため、果物などを日本に輸入することを引き換えの条件に出しました。

毒性が強いことで知られていたＯＰＰ（オルトフェニルフェノール）は、そもそも農薬です。しかし、かんきつ類などの安全な輸送には「欠かすことのできない防かび剤」として使われていました。

日本の厚生省は、ＯＰＰの使用を当初は認めない方針でした。しかし、それを貫くと、アメリカ側が自動車や家電製品の輸入を制限する制裁措置をとる可能性が高くなりました。そのことに日本政府は恐れをなしたのか、それとも自動車や家電製品の輸出のほうが国にとって大事だと考えたのか、１９７７年４月にＯＰＰの使用をなんと「食品添加物」という名目で認めてしまったのです。その後はなだれを打つように次々と、**毒性の強いポストハーベスト農薬を「食品添加物」として認めていった**のです。

アメリカ産の大豆にご注意を

輸入のレモンやグレープフルーツなどのかんきつ類ならば、「買わない」という選択ができます。それらを食べなくても、ビタミンCを摂取する方法はいくらでもあります。なお、スーパーで国産のオーガニックのレモンを見つけたときには、ぜひ、ありがたく感謝して大切にいただいてください。その賢い買い物が、家族の健康を守り、ひいては安全性の高いレモンをつくる農家を支えることになります。

では、大豆はどうでしょうか。**大豆に関しては、よほど意識して選択しないと、ポストハーベスト農薬を使ったものや、プレハーベスト（収穫直前散布）農薬を使った食品を家族にも与えてしまう**ことになります。

なぜなら、豆腐や納豆、厚揚げ、油揚げ、醤油、味噌、豆乳、大豆油など、日本人が日常的に食べる大豆製品は、アメリカ産が多いからです。

通常、大豆は時間が経つと虫が繁殖します。ところが、輸入大豆は船で長時間かけて運ばれてきているのに、虫喰いどころか、雑菌もカビも発生しないのです。理由は、輸送や貯蔵の際の劣化予防に大量の農薬が散布されているためです。

さらに、輸入大豆には遺伝子組み換えの問題があります。「遺伝子組み換えと表示されている食品を見かけないので、日本では使われていないのでは？」と思った方もいるかと思います。残念ながら、口にしていない方は、ほぼいないと思います。表示義務のある食品でも、原材料の上位３位以内で、かつ全重量の５パーセント以下であれば、「流通上、意図せず混入する可能性があるから」という理由で、遺伝子組み換え大豆を使っていても「遺伝子組み換えでない」と表示してもよかったのです。しかも、油には表示義務がありません。

しかし、令和５年４月１日から表示制度が変わり、「遺伝子組み換えでない」と表示できるのは、流通を厳密に管理して、遺伝子組み換えの混入がない場合のみとなりました。つまり、混入がゼロのケースだけです。現在、国内では、商業目的での遺伝子組み換え作物の栽培は禁じられています。遺伝子組み換え大豆を避けたいのならば、「国産大豆１００パーセント」と表示されている食品を選ぶことです。

私たちはすでに遺伝子組み換え食品を食べている

大豆の国内自給率は7パーセント（2015年）。ほとんどを輸入に頼っている状態です。そして、もっとも多い輸入先は、アメリカです。

アメリカの大豆の種は、ほとんどがかつて存在したモンサント社（ドイツのバイエル社が買収し企業名は消滅）のものです。モンサント社は、遺伝子組み換え最大手の企業でした。この企業がつくった大豆の種は、ラウンドアップという除草剤への耐性を持つように遺伝子が組み換えられています。つまり、大量の除草剤をまくことを前提につくられた大豆の種なのです。大規模農業が主流のアメリカにとって、この遺伝子組み換えは必須の技術となっています。つまり、**遺伝子組み換えとは、「大量の農薬を使って育てられている」ということを意味**しているのです。

遺伝子組み換え食品については、そもそも安全性が疑われています。だからこそ、日本では食品衛生法およびＪＡＳ法によって「遺伝子組み換え食品」である場合は、それを表示することが義務づけられています。ただし、大豆の場合は、５パーセント以下の混入であれば表示義務がない、という抜け道が設けられています。なお、ヨーロッパの場合は日本よりかなり厳しく、０・９パーセント以下です。

とくに問題なのは、醤油や大豆油です。**遺伝子組み換えの大豆を原材料にしていても、表示義務がなくなってしまう**のです。表示義務があるのは、「加工工程で組み換えたＤＮＡ、またはこれによって生成したタンパク質が残存する」食品が対象。醤油や大豆油はこれに当てはまらないというのが理由です。

つまり、「遺伝子組み換えの大豆を原料としていても、そのタンパク質がアミノ酸にまで分解されていれば何の問題もない。だから表示義務はない」というのが農林水産省の見解。同様に、トウモロコシを使うコーンシロップ（ブドウ糖果糖液糖など）なども、遺伝子組み換え表示の義務がありません。

遺伝子組み換え食品と表示された食品を食べていなくても、私たちは**日常的に多くの遺伝子組み換え食品を、家畜の飼料などをとおして間接的に口にしている**ことは、まぎれもない事実です。

脱脂加工大豆を使った「醤油もどき」「味噌もどき」

醤油や味噌の原材料欄を見たとき、「脱脂加工大豆」と書かれている商品が増えてきました。現状、流通している醤油の約8割が脱脂加工大豆で作られています。この表示を見たときにも、購入するかどうかひとまず考えましょう。

脱脂加工大豆とは、その名のとおり、大豆から大豆油を搾ったあとのもので、いわば「搾りかす」です。大豆油をつくると、大量の搾りかすが出ます。要は、廃棄物です。ですが、量が非常に多いため、廃棄物処理をすると莫大な費用がかかる。そこで「何かに使えないか」と考え出されたのが、醤油や味噌をつくることでした。

ここまで聞くと、流行の「SDGs（持続可能な開発目標）」に配慮しているように感じるかもしれません。しかし、人の健康を害して、持続可能な世界が築けるでしょうか。というのも、**油脂が分離された脱脂加工大豆は、腐敗が進みやすく、**これを抑えるために、保存料などの食品添加物が大量に加えられているのです。

ところが、醤油や味噌の原材料欄に「保存料」の文字はありません。なぜでしょうか。「キャリーオーバー」という扱いになるからです。

たとえば、脱脂加工大豆に保存料が使われたとしても、醤油を製造する際には保存料を使用していない。また、最終的に醤油となったとき、残留する保存料は微量で、保存料としての効果を発揮しなくなる。こうした場合を**キャリーオーバーといって、保存料を使用したことを表示する義務がなくなる**のです。

なお、脱脂加工大豆を使った醤油や味噌は、安価です。安価な製造には、短期間で発酵させる必要があります。本来は最低でも半年から1年以上は熟成させるところ、強制的に数か月で製造するため、人工的に培養された酵母菌を使い、さらには酵素剤を加えることもあります。そうしてできる脱脂加工大豆の商品は、旨みやコクが不足します。そこで、アルコールや酒精、アミノ酸が添加されます（アルコールを添加するのは産膜酵母を抑制するためでもある）。それは、もはや醤油や味噌とはいえず、化学物質を含む「醤油風調味料」「味噌風調味料」と呼ぶしかない商品になるのです。

食品添加物を隠すための抜け道がある

政府が主張するように、食品添加物が本当に安全な化学物質だとするならば、キャリーオーバーのような例外を設けず、きちんと表記すればいい。しかし、食品添加物を多用する抜け道のような例外ばかりつくっている。これはなぜでしょうか。

一括表示も、消費者の健康を考えての制度ではないことは明らかです。「着色料」「保存料」「乳化剤」「膨張剤」「香料」などという一般的な言葉で**一括表示を認めることで、どんな化学物質がどれほどの種類使われているか隠されてしまいました。**消費者はここに気づく必要があります。

さらに、「加工助剤」の問題も深刻です。加工助剤とは、食品添加物のうち、以下の条件のいずれかに該当するもののこと。加工助剤は表示しなくてもよいのです。

①最終的に食品として完成する前に、食品から除去されるもの。

②食品中に通常存在する成分に変えられ、かつ、その成分の量が食品中に通常存在

する量を有意に増加させないもの。

③最終食品中に、ごくわずかなレベルでしか存在せず、その食品に影響を及ぼさないもの。

（日本食品添加物協会のホームページより）

意味がおわかりになったでしょうか。たとえば、こういうことです。

原材料に「大豆（国産）、にがり」とだけ記載された豆腐を買ったとします。しかし、「グリセリン脂肪酸エステル」や「シリコーン樹脂」などが消泡剤として使用されているケースがあります。豆腐を製造する際、大豆汁からは泡が出ます。この泡はサポニンという成分で、体に有益なはたらきをするものです。従来の製法ではこの泡が消えるまで待つのですが、工場で大量生産する場合、それでは機械を止めなければなりません。そこで、泡を消すために使われるのが消泡剤です。この場合、**使用量がわずかで、豆腐に影響を及ぼさないとして、消泡剤は加工助剤となり、表示の義務がなくなります**。しかし、微量は残っています。しかも消泡剤に使用される化学物質には毒性があります。消泡剤名を記載している商品もありますが、あえて「消泡剤不使用」と表示している商品のほうがより安全です。

アメリカ産の小麦が給食のパンに

日本で消費されている小麦も、85パーセントは輸入に頼っています。輸入ということは、特別なものを除いて、ほとんどの小麦にポストハーベスト農薬やプレハーベスト農薬が使われています。大手パンメーカーのパン、インスタントラーメン、カップラーメンなどの原料は、ほぼ輸入小麦です。

そして、**学校給食で出されるパンもほとんどは輸入小麦**でつくられています。以前、非常にショッキングな出来事が起こりました。学校給食のパンから、発がん性を強く疑われるグリホサートが検出されたのです。

グリホサートとは、前出のモンサント社が製造していた除草剤ラウンドアップの成分の一つです。これに耐性を持つよう遺伝子を組み換えられた植物は、グリホサートを浴びても枯れませんが、そうでない自然の植物は即座に枯らします。そのため、雑草の処理に時間と手間がかからないのです。

グリホサートおよびラウンドアップの危険性はたびたび指摘され、WHOの中の専門機関IARC（国際がん研究機関）によって、発がん物質に分類されました。

このグリホサートが、**アメリカ産の小麦の97パーセント、カナダ産にいたっては100パーセント検出**されています。理由は「プレハーベスト」といって、収穫直前に散布することで、小麦を枯らし、水分をなくして収穫しやすくするためです。

なぜ、アメリカは、こんな危険な農薬を大量に使うのでしょう。理由は明らかです。食料を「戦略物資」と捉えているからです。**人の健康と幸せのために食料を生産、輸出しているわけではなく、国の経営戦略の一つ**としているのです。

そんな小麦を日本は大量に輸入し、一般に流通させるだけでなく、学校給食にも使っています。しかも、定量限界（対象の濃度を決定できる最少量）である0・02ppmを超えた量が検出されても、農林水産省は「小麦の残留基準（30ppm）以内だから大丈夫」というよくわからない理由を持ち出して、「安全」としているのです。そこには、発達段階にある子どもたちが毎日食べたとき、どのような影響があるのかという問題については、一切考慮されていないとしか思えないのです。

ゲノム編集されたトマトを子どもたちに育てさせている

日本人は、遺伝子組み換え食品に関しては敏感なところがあります。根強く拒絶しているところがあるため、このまま国民が「NO」と意思表示を続ければ、国内ではアメリカのように栽培されることはないだろうと考えられます。

ところが、驚くべきことに、国は別の手段をとってきました。それが「ゲノム編集食品」です。遺伝子組み換え食品では、異なる種の生物から遺伝子を導入することで、農薬に強く、生産効率のよい食物をつくり出します。これに対して、**ゲノム編集とは、食物のDNAの狙った場所に変異を加えることで、生産効率がよい食品、あるいは特定の栄養価のみ高い食品をつくり出すものです**。日本では、ゲノム編集された3品目が市場に出ています。その1つが、GABAの含有量を高めたトマトです（残りの2つはマダイとトラフグ）。パッケージに「GABA」と大きく書かれたトマトを見たことがあるでしょうか。あれこそ、ゲノム編集のトマトです。

ＧＡＢＡは、人間の脳で働く神経伝達物質の一つで、脳の興奮を鎮め、緊張やストレスを和らげる働きがあります。また、血圧が高めの人の血圧上昇を抑える作用も知られています。トマトには、もともとＧＡＢＡが含まれますが、ゲノム編集することで、収穫量を落とさずにＧＡＢＡの含有量を増やすことができます。

現在は、高ＧＡＢＡトマトの苗を無償で配り、子どもたちに栽培させている小学校もあると聞きます。遺伝子操作しているという意味では、遺伝子組み換え食品に近いものがあります。警戒心が強い大人より、子どもを先に洗脳しようとしていると感じてしまうのは、私だけでしょうか。

製造者側は「遺伝子組み換えから見れば、ゲノム編集はずっと安全だ」と言います。しかし、長期的な安全性は明らかになっていません。**不自然な方法で1つの栄養素だけを異常に増やし、アレルギーやがんの問題が起こらないかはわかっていない**ということです。ゲノム編集食品を食べ続けた経験を持つ人が、この世に誰一人としていないからです。そうしたトマトを、**子どもたちに栽培させ、食べさせることが本当に教育なのか**、私たちはいま一度きちんと冷静に考える必要があります。

カメムシを殺すため、ミツバチを絶滅させている

「ミツバチが絶滅すれば、4年後に人間が死ぬ」

これは、アインシュタインが遺した言葉です。

今、それが現実に起こってきていることに、みなさんは気づかれていますか。

地球上のおよそ8割の植物は、ミツバチの受粉に支えられています。ミツバチがいなくなれば、野菜も果物もできなくなります。食料がなくなってしまうのです。

そんな地球上の命を育むミツバチが大量死を起こしています。ミツバチの大量死は、世界でも、そして日本でも起こってきています。

原因は、さまざま考えられています。なかでも重大な問題が、ネオニコチノイド系の農薬です。**ネオニコチノイドには、ミツバチの帰巣本能を狂わせる**作用があります。巣から飛び立ったミツバチが、巣に戻れなくなってしまうのです。巣に帰れなかったミツバチはみんな死に、コロニーは崩壊します。

ヨーロッパでは、ネオニコチノイド系の農薬をすでに禁止しています。アメリカも、事の重大さから使用しない農家が増えています。では、世界で使用されなくなったネオニコチノイドはどこに持ち込まれているのか。やはり日本なのです。

世界で排除の方向で進んでいる農薬を、なぜ、日本は使用し続けているのでしょうか。国は、国民の健康的で安全な生活を犠牲にしてまで、何を守ろうとしているのでしょうか。国民がこのことに真剣に目を向け、問題に向き合わなければ、**食料を戦略物資としか考えない一部の人たちに、翻弄され続ける**しかありません。

ある米農家の方からこんな話を聞きました。米の栽培でもネオニコチノイド系の農薬が使われています。カメムシを駆除するためです。カメムシが米をかじると黒い斑点が入ります。その米が混じると等級が下がり、価額が大幅ダウンします。ただし、黒い斑点が入ったところで、人の健康に何の問題もありません。つまり、**見た目の悪さを正すために、環境にも人体にも悪影響を与える農薬を、アメリカから高いお金を出して買い**、土壌にまいているのです。そうであるならば、消費者が黒い斑点の入った米を購入すれば、米農家はネオニコチノイドを使わずにすむのです。

世界から「無知な人たち」と呼ばれている日本人

「教育されていない、大切なことを知らされていない」

そんな人たちを「無知な人たち untaught people」と言います。海外のメディアは、日本人をそう揶揄していると、ある編集者から聞いたことがあります。

それは、食の問題にもよく表れています。海外では、使われていなかったり、使用に制限が設けられていたりする食品添加物が、日本では危険性が知らされないまま使用されています。食品添加物が1500もの種類が認められているのも、日本くらいなものです。**「一括表記」「キャリーオーバー」「加工助剤」「ポストハーベスト農薬を食品添加物とする」といった抜け道は、消費者の目をうまくごまかそうと**しているとしか思えません。そして、消費者はそのことに気づかないまま、日々、食品添加物や農薬などの化学物質を摂取しています。

政府が国民にとって不都合な真実を隠しているならば、本来、それを暴き、正しい情報を伝えるのは、マスメディアの仕事です。しかし、日本では残念ながらそうはなっていません。まともにとり上げようともしない。それもそのはず、劣悪な食事を提供している**コンビニやファストフード、食品メーカーといった企業こそ、マスメディアの大事なスポンサー**です。批判できるはずがないのです。

ただ、食関連の企業が何か目立った問題を起こしたときには、いっせいに報道します。しかし、それもいっときだけ。国民の注目が集まっているときにだけ、表層的な問題点のみをとり上げるものの、すぐに火が消えたように報道をやめてしまいます。その後、被害にあわれた人たちの状況や真実を、性根をすえ、ジャーナリスト魂をもって追究しようとする人、食というものの正しい方向性を示そうという本質的な問題にとり組む人はほとんど見当たりません。

つまり、日本という国では、**政治主導、マスコミ主導で、国民の食がよりよく変わっていくことはない**、ということです。日本の食料事情は、国民一人ひとりが自らの意識を変えていくしかないところまで、すでに来ています。そのための情報は、どこかから提供されることはなく、自らの努力でとりに行くしかないのです。

トランス脂肪酸排除への動きは、なぜ消えた？

世界が摂取制限を設けているのに、日本では規制していない物質にトランス脂肪酸があります。ただ、以前は日本の企業にも、トランス脂肪酸の使用に制限を設けようとする動きがありました。

その一つがセブン-イレブンです。コンビニ最大手のセブン-イレブンが、自社製品に含有量を表示し、低減する方向で動くとのことで、ずいぶん話題になりました。そこから、日本の食品業界が変わり出すのではないか、と期待もされました。

同様の動きは、ミスタードーナツでも起こりました。通常、飲食業で揚げ物をする場合、揚げ油にショートニングを加えます。ショートニングには、トランス脂肪酸が大量に含まれます。「プラスチック化したオイル」とも呼ばれるトランス脂肪酸を含む油で揚げると、カリッ、サクッと仕上がり、時間が経っても食感が保たれやすいのです。**手づくりパン屋でもショートニングを使うほど浸透**しています。

ですから、ミスタードーナツ全店でトランス脂肪酸値を大幅に抑える油に切り替えるというニュースを、私も驚きをもって見ていました。

ところが、２社の試みは、食品業界を変える大きなうねりにはなりませんでした。２社とも、取り組み自体は継続しているようですが、トランス脂肪酸の危険性を声高には訴えなくなったような気がしています。

理由はわかりません。ただ、２社の動きが他の食品メーカーにとっては見過ごせない大問題だったことは確かです。トランス脂肪酸はマーガリンや安価な業務用油、業務用マヨネーズ、安価なホイップクリームにも大量に含まれます。そうした油を使う害が**消費者に知らされることに、危機感を持った企業は多かった**はずです。

コンビニは、パンメーカー、インスタント食品やレトルト食品のメーカーの商品がなければ経営が成り立ちません。ミスタードーナツも、ショッピングセンターのフードコートに店舗を出せなくなると大問題です。なんらかの圧力が、他社からあったのかどうかは不明です。しかし、欧米ではゼロに近づけていこうとするほど危険なトランス脂肪酸が、その後、話題にもならなくなったことは非常に残念です。

卵の姿をした「液卵」というものの正体

海外では危険性が問題視され、ほとんど使用されなくなっている食品添加物や加工食品が、日本では制限されていない。こうしたものは、まだまだあります。

そうした食品添加物を使うと、**安価で質が悪く「食べ物」とはとうてい呼べないものが、見た目だけ食べ物そっくりに**つくりかえられることが起こってきます。

たとえば、「液卵」をご存じでしょうか。卵が機械で割られ、液体にされ、リッター単位で売られています。海外からも、激安の卵でつくられた液卵が入ってきています。しかし、一度割った卵は、腐りやすいもの。そこで、保存料などの食品添加物が大量に投入されています。液卵はそのまま流通することはなく、別の食品につくりかえられてから消費者に届けられます。よって、液卵に使われた大量の食品添加物はキャリーオーバーとして、表示の義務がなくなってしまうのです。

液卵は、非常に多くの食品に使われています。黄身と白身にわけられ、黄身はマヨネーズに、白身は安価なケーキのメレンゲなどになっていきます。

また、スーパーやコンビニ、ファミレスなどの茶碗蒸しにも、液卵が使われています。かつ丼や親子丼、卵焼きなどにも、よほど意識の高いお店でなければ、使用しているでしょう。コンビニやスーパーの売り場に置かれる卵を使った料理やスイーツのほとんどは、生卵を一つずつ割って調理しているとは考えられません。液卵を使っているはずです。また、業務用マヨネーズや、同じく業務用の乳化液状ドレッシングでつくられたポテトサラダやマカロニサラダも要注意です。

こういう卵を食べていると、**アレルギーになりやすくなる**とも言われています。

厚生労働省によれば、現在、全人口の１～２パーセント（乳児に限定すると約10パーセント）が何らかの食物アレルギーを持っているとされます。そのうち、卵にアレルギーを持つ人は38・３パーセント。しかし、それが本当に**卵アレルギーか、食品添加物の化学物質に対するアレルギーか**、疑ってみる必要があります。実際、卵アレルギーとされているお子さんに、品質のよい本物の卵をポーチドエッグにして食べさせたところ、アレルギー反応が出なかったという例を何度も見てきました。

エナジードリンクを飲んで亡くなる人も

最近、驚くほど若い人たちに浸透しているのが、エナジードリンクです。カフェインやアミノ酸、ビタミンなどの成分が入った炭酸飲料です。カフェインの含有量が多いことから、飲むと目が覚めるとして、学生たちが試験前に飲んでいます。某有名大学大学院の研究室のゴミ捨て場には、エナジードリンクの空き缶が大量に捨てられているという話も聞いたことがあります。また、夜勤の仕事に備えて飲む人も多いようです。

しかし、過去にはカフェインの過剰摂取で死亡事故も起こっています。日本中毒学会の調べでは、２０１１年度からの５年間に少なくとも１０１人が救急搬送され、７人が心停止となり、うち３人が死亡したことがわかっています。

あれこそ、まさに**食品添加物を炭酸水に溶かし込んでつくられている飲み物**です。原価は相当に安いはずですが、飲むと頭がスッキリするように感じられ、依存性があります。脳がエナジードリンクを飲んだときの爽快感を強烈に覚えていて、疲労感を覚えたときや、何かをやり遂げなければいけないときなど、飲むように促すのです。そうしてくり返し飲んでしまうと、今度は、エナジードリンクがないとがんばれない気持ちになります。しかも、カフェインが体内からなくなると、疲労がいっきに押し寄せるように感じられてしまうのです。そうして手放せない人が増えれば、メーカーは安泰です。**製造者側のメリットしかない商品**です。

あの1本には、実にさまざまな食品添加物が含まれています。というより、添加物しかありません。そこには発がん性を持つものもあります。腸で消化分解できない人工甘味料も大量に含まれるため、腸に悪影響を与え、下痢を起こしやすくなります。若い頃からくり返し飲んでよいことは何もないのです。

ところが、知人のお子さんが通う高校では、受験生に1本ずつエナジードリンクを配ったといいます。こんな怖いことがあるでしょうか。子どもが成長してくると、親の知らないところで、よかれと思って健康リスクの高いものに手を出すことが多くなります。そんなとき、**毅然とリスクを伝えられるだけの知識が親には必要です。**

スポーツドリンクを子どもに飲ませてはいけない

人は専門家がいうことを無防備に信じてしまうところがあります。

しかし、食や栄養に関しては、流されてくる情報が正しいかどうかを判断できるだけの知識は必要です。食は大切な人の健康に直接かかわるものだからです。

近年の夏は猛暑続きで、熱中症対策が欠かせなくなりました。そんなとき、「スポーツドリンクをこまめに飲みましょう」という医師がいます。**医師は病気のことをよく知っていますが、健康や栄養のことは知らない**人が大半です。私たちは、この事実も十分に知っておく必要があります。

医師が熱中症対策にスポーツドリンクを、すすめるのは、人間の体液とほぼ同じ浸透圧になるよう、スポーツドリンクがつくられているからです。そのため、水を飲むより吸収されやすいのです。また、ビタミンやアミノ酸などが入ったものもあり、栄養補給も同時にできそうなイメージです。

しかし、そのメリットを上回るダメージがスポーツドリンクにはあります。

スポーツドリンクも清涼飲料水です。これを飲むことは、他のジュースと同じく、**「人工甘味料・ブドウ糖果糖液糖＋食品添加物」を直接飲み込んでいる**のと同じです。

ＷＨＯは「砂糖を多く含む清涼飲料水にもっと課税するべきだ」と世界各国に呼びかけたというニュースがありました。肥満や糖尿病対策として、課税によって消費量を減らそうという狙いです。

スポーツドリンクにも糖類や人工甘味料が大量に含まれています。

私たちの舌が「おいしい」と感じる液体の糖分濃度は約10パーセントだそうです。つまり、私たちが「おいしい」と感じる飲み物には、５００ミリリットルのペットボトルなら、約50グラムもの砂糖が入っていることになります。**スティックシュガー（3グラム入り）で考えると、16〜17本に相当する量**です。これだけの量の砂糖を一度に食べることはできません。ところが、酸味料や香料などの食品添加物が加えられると、飲めてしまうのです。

では、あなたは大切な人に、スティックシュガーが16本も入った水を飲ませたいですか。ところが、スポーツドリンクになると、多くの親御さんが飲ませてしまっています。**お子さんが部活に行くときなど、水筒に入れて持たせる**人も多いのでは。それを毎日飲ませているとしたら、こんなに危険なことはありません。

理由の一つは、人工甘味料が使われていることです。発がん性が懸念されているアスパルテームを含有している商品もあります。

また、スクラロースやアセスルファムＫという人工甘味料もよく使われています。前述していますが、これらの甘味料は、自然界には存在しない化学物質で、人間の体内では分解できません。その一部が吸収されてしまうと、異物として体内をめぐり、肝臓や腎臓にダメージを与え続けます。しかも、免疫力を低下させる可能性も指摘されています。免疫力の低下は、風邪などの感染症にかかりやすくなるうえ、がんやアレルギー性疾患の原因にもなります。

こうした人工甘味料を含むスポーツドリンクなどの清涼飲料水を、子どもに連日飲ませることは、将来の健康状態にリスクを与えることにしかなりません。

ところが、メーカーは、「ビタミンＣ入り」といって栄養価の高さをアピールします。しかし、ビタミンＣ入りの清涼飲料水を私はおすすめしません。なぜなら、そのビタミンＣとは、国産の農薬の心配のないレモンを搾ったものではないからです。**石油を原料に製造された化学物質のビタミンＣで、当然、不純物を含みます**。

そもそもビタミンＣを添加する理由は酸化防止であり、栄養補給ではありません。それだけでも問題なのに、保存料の安息香酸ナトリウムが添加された商品もあります。安息香酸とビタミンＣ（Ｌ－アスコルビン酸）が混ざると、発がん性のあるベンゼンが生成されるのは前述したとおりです。

海外では、清涼飲料水の影響は社会問題になっていて、アメリカの公立小学校では、２００９年以降、清涼飲料水の販売が一部低カロリーのものを除いて禁止されました。オーストラリアも一部の州で２００６年から清涼飲料水の自販機による販売が禁止されています。２０１５年から、カリフォルニア州バークリーでは砂糖を使った清涼飲料水に課税されています。世界では、こんな動きがますます拡大しています。しかし、**日本では無防備にも子どもたちに飲ませ続けている**のです。

「病気になりやすくキレやすい心身」のつくられ方

スポーツドリンクやジュース、炭酸飲料、そして甘味のついた缶コーヒーや紅茶などによって起こる「ペットボトル症候群」になる人が増えています。糖分の多い清涼飲料水を摂取し続けることで生じる、いわば急性の糖尿病です。**ペットボトル症候群になると、喉の渇き、多尿、腹痛、嘔吐などのほか、倦怠感**が現れます。

糖尿病とはご存じのとおり、血液中のブドウ糖（血糖）が増えてしまう病気です。通常、血糖が増えると、膵臓からインスリンというホルモンが分泌されます。インスリンには、細胞にブドウ糖をとり込ませる働きがあります。それによって、血糖値が下がります。ところが、糖尿病になるとインスリンが十分に働かず、細胞がエネルギー源であるブドウ糖をとり込めなくなります。血糖値が高い状態は血管を傷つけ、細胞はエネルギー不足になり、放置すると、合併症につながっていきます。

ではなぜ、甘い飲料はペットボトル症候群につながりやすいのでしょう。

通常、食物繊維を多く含む食事をしたときには、血糖値はゆるやかに上がり、ゆるやかに下がります。これが理想です。ところが、空腹時に甘いものを摂ってしまうと、吸収がよいぶん、血糖値がいっきに上がります。すると、インスリンもいっきに分泌され、次に、血糖値が急激に下がるという現象が起こるのです。この**血糖値が乱高下する生活は、膵臓を疲弊させ、インスリンの働きを悪く**します。こうしてペットボトル症候群が起こってきます。

なお、高血糖より怖いのが低血糖です。急性の糖尿病であるペットボトル症候群を発症すると、血糖値が正常のラインを超えて下がり過ぎてしまうことがあります。すると、脳にブドウ糖が届きにくくなります。悪化すると意識が低下し、昏睡状態に陥ることもあります。軽度であっても影響は深刻です。興奮状態に導くアドレナリンというホルモンが副腎という臓器から分泌されるので、イライラし、怒りっぽくなって攻撃的になります。一方で、細胞はエネルギー不足の状態のため、疲労感や倦怠感が強く現れます。

イライラしたり、疲労感が強く現れたりという状態がくり返されると、精神が不

安定になります。犯罪精神医学者の中には、キレる子どもや暴力事件などを起こす人の人格形成には、甘い清涼飲料水が影響を与えていると報告する人もいます。

お子さんにやる気がない、疲れている、怒りっぽい、という症状が見られるときは、スポーツドリンクを含む糖分の多い飲み物やお菓子を与えるのをやめてみてください。最初のうちは、脳が糖質を欲しがるのでつらく感じますが、依存状態から脱することができると、だんだんと穏やかな心が戻ってくるはずです。

なお、ペットボトル症候群は、そのまま糖尿病につながっていきます。

現在、日本の糖尿病有病者数は1000万人以上、糖尿病予備軍を含めれば2000万人を上回ると推測されています。これは、日本人の5人に1人が糖尿病かその予備軍という数字です。近年は子どもの糖尿病も多くなっています。

しかも、**糖質のとり過ぎは、脂肪肝を引き起こし**ます。脂肪肝というと、お酒の飲み過ぎが原因と考えている人は多いでしょう。しかし、日本人に多いのは、糖質のとり過ぎで生じる「非アルコール性脂肪性肝疾患（NAFLD）」。糖質をとり過ぎていると、余分なブドウ糖が中性脂肪に変換されて、肝臓に蓄えられてしまうのです。脂肪肝になると、肝臓から血液中に中性脂肪があふれます。すると、お腹や脚、腕などに脂肪がつき、肥満になります。太りやすく、やせにくい体になるのです。しかも、脂肪肝は、糖尿病と動脈硬化のリスクファクターです。動脈硬化になると、血圧も高くなるうえ、脳梗塞や脳出血、心筋梗塞が起こりやすくなります。

さらに、**糖質の摂り過ぎは、認知症の発症にも**つながっていきます。近年、糖尿病と認知症の関連が指摘されています。糖尿病になると、インスリンの分泌量が減り、また、働きが悪くなります。すると脳細胞が、エネルギー源であるブドウ糖をとり込めなくなるうえ、インスリンが分解していた「アミロイドβ」という物質が蓄積されていきます。アミロイドβは、タンパク質が糖と結びついて生じた、まさに「脳のゴミ」です。これが認知症の原因とされています。

このように、あらゆる生活習慣病の源には食の問題が存在しています。あなたが用意する食事が、近い将来の自分や家族の健康状態を決定づけているのです。しかも現在、親が要介護になったために、介護離職する人が10万人を超えると推計されています。**食の大切さを知っていれば、避けられる困難は多い**のです。

ライフやイオンでもオーガニックを始めている

私たちは自分ひとりの力は小さいと思いがちです。しかし、行動することで、周りが変わっていくことはあります。

首都圏と近畿圏に店舗を数多く持つスーパーマーケットにライフがあります。ライフでは最近、ＢＩＯ－ＲＡＬ（ビオラル）というナチュラルスーパーマーケットを開店しています。**消費者が安心して安全な食品を購入できるスーパーをつくりたい**。ある社員さんのそんな発案からこのとり組みは始まったと聞いています。

実は、その社員さんの奥さんが、食品添加物が原因のアレルギー性疾患を発症。いかに毎日の食事が重要か身を持って感じとられたことがきっかけだったのでしょう。食品添加物をできるだけ使っていない食品を扱うスーパーをつくりたいと、会社に熱心に提案するなど奮闘されたのだと思います。

会社も、その気持ちに応えました。もちろん「お客さんが大勢来店してくれる」

という確証もあったでしょう。**より安全でおいしいものを食べてほしいという思いがあれば、その思いに応えるお客さんは大勢いる。**食に携わる人間として、私自身、この話に勇気づけられました。

日本は、先進国の中でもオーガニック後進国と呼ばれています。

以前、元農水大臣の山田正彦氏は、次のようなことを語っていました。

「韓国では、ほとんどの小中学校の給食が無償、かつ有機栽培の食材である」

「有機栽培の農地面積は、日本が０・３パーセントと低迷しているのに、韓国は５パーセントと日本の16倍と増え続けている」

「韓国の有機栽培の生産量が学校給食によって急上昇した」

「米国は年に10パーセント、ＥＵは年に７パーセントの割合で有機栽培が伸び、ロシアも中国もＧＭＯ（遺伝子組み換え作物）を禁止して有機に大転換している」

このように、世界の流れはオーガニックにあります。オーガニックとは、英語で「有機的」「本質的」という意味。農薬や化学肥料に頼らず、太陽と水、土壌、そしてそこにいる生物など、自然の恵みを生かした農業、そして水産業、加工方法のことです。そうしてつくられる食品をオーガニック食品と呼びます。

世界の人たちは明日の健康のためにオーガニック食品を求めているのに、日本の人たちは今日のお腹を満たすために食品添加物などの化学物質にまみれたものを食べている。オーガニックに目覚めていない国は、もはや日本だけといえる状況です。

そうした中でも、食の流れを変えたいと奮闘されている方々は大勢います。それが、本書のコラムで紹介している3つの団体の方々。そして、ライフの新たな試みであるBIO-RALを設立運営されている方々です。

また、日本の小売業最大手であるイオンも、オーガニックに乗り出しています。イオンが、フランス発のオーガニックスーパーマーケット「ビオセボン」と提携し、日本に「ビオセボン・ジャパン」をオープンしたのは2016年のこと。「オーガニックを日常に」をコンセプトに、現在は東京や神奈川で店舗を展開し、オンラインストアでの販売も行っています。

私も以前、ビオセボン・ジャパンでブルーベリーを2パック購入したことがあります。1パックは何の表示もないもの、もう1パックは「オーガニック」と表示があるものです。どちらもおいしくいただきました。

ただ、気になるのは、ポストハーベストです。そこで、ビオセボン・ジャパンの会社に電話をして聞いてみました。すると、「どちらもポストハーベストをしていない」といううれしい返事。また、「オーガニック」と表示のあるブルーベリーは無農薬で、表示のないほうは農薬を使っています、とのことでした。

では、他の果物はどうなのだろうと、尋ねました。答えは、「基本的に、ビオセボンでは農薬を使っていない果物を仕入れています。ただし、船便で輸入するものに関しては、ポストハーベストをしている可能性もあります。追跡調査できますので、もしもご心配であれば、追跡します」。さらに必要ならば、農家さんの調査もしますとのことでした。

日本でも、「より安全なものを家族に食べさせたい」と自ら動き、情報をとりにいけば、オーガニック食品を扱うお店と出合うことは、簡単にできます。オンラインショップも多くなりました。**自分次第で、毎日の食をより安全でおいしいものへと変えていく**ことはできるのです。

対談

渡会一仁さん（渥美フーズ代表）×南清貴

「本当においしい味」の提供を目指し、野菜や肉まで自社生産する進化型スーパー

普通のスーパーから品質で勝負するスーパーへ

南　渥美フーズさんの創業は1978年で、現在はスーパーマーケットを6店舗、飲食店を1店舗経営されています。渥美フーズさんといえば、「あつみは食を通して人を良くする会社」との経

渡会一仁（わたらいかずひと）さん

株式会社渥美フーズ代表取締役。渥美フーズの3代目。愛知県、静岡県にスーパーマーケット6店舗とレストランを経営、また、食料品の製造及び卸を行っている。2021年には農業に参入。お客様と一緒に、産地視察や収穫体験、各種勉強会、料理教室などを開き、毎日の食事の大切さ、本物の食品のありがたさを伝える活動を行う。地域の食と健康を育み、「働き手よし、売り手よし、買い手よし、世間よし、自然よし」の五方よしの心で、エコサークルな社会を目指している。

営理念を掲げていらっしゃいますが、もともと自然食品を多く扱うお店をされていたのですか。御社の歴史的背景から教えてください。

渡会　もともとは、祖父が八百屋をしていて、父の代でスーパーマーケットになりました。当時は、どこにでもよくあるスーパーで、愛知県の渥美半島の先端という田舎にあっても、それなりに成功していました。そこで業務拡大をしていくことになり、父が全国のスーパーを見て回ったのです。今後、店舗を増やしていくことを考えると、普通の商売をしていても、強敵が多くて勝てないと考えたようでした。

あるとき、「鹿児島にすごいスーパーがあった！」と衝撃を受けて帰ってきました。のちに、私も見学に行ったのですが、本当に素晴らしいお店でした。青果売場には自社農園の野菜のほか、地元農家の野菜とともに生産者の顔写真がたくさん貼り出され、輸入の肉はいっさいなく、近くの漁港から朝イチで運ばれてくるピチピチした鮮魚が並んでいる。惣菜はシンプルな調味料だけで店内調理され、豆腐まで自社製造されていた。そんなすごいスーパーを目の当たりにし、「俺は、田舎で成功しただけで、貴重な時間をうたた寝するように過ごしていた」と言っていました。そこから、少しずつ、お客様にとって安全安心なものを売っていこうという方向に変わっていきました。それが25年ほど前のことです。

南　なるほど。その鹿児島のお店は今もあるのですか？

渡会　いいえ。その後、経営方針が変わり、今は廃業されました。

南　渡会社長も3代目として、苦労もあったのではないですか。

渡会　私は父親が敷いてくれたレールを継承しながら、進化させているところです。苦労というならば、約20年前、父親が社長で私が営業本部長だった頃、従来型のスーパーから現在のフードオアシスあつみへと改装したときが大変でした。

当時はまだ、週に2～3回チラシを配布し、「卵1パック38円　200パック限定」で集客する商売をしていたのですが、**チラシも安売りもいっさいやめ、品質で勝負**することにしたのです。ところが、最初の5か月間は売上が下がる一方で、クレームがたくさん来た。品ぞろえをガラリと変えたために、それまでのお客さまが求めている商品がなくなってしまったわけです。あのときは本当に大変で、私もノイローゼ気味になるほど。

しかし、お客さまに安心安全、そして「本当においしい味」を提供することを徹底して貫き、店づくりをしていったところ5か月が過ぎた頃からV字回復するどころか、それ以上に売上を伸ばしていくことができました。

お店を改装したら、客層が変わった

南　そうすると、以前のお店と現在のお店では、客層が違っているのですか。

渡会　はい。当時調査したときには、近所からはお客さまが来ないのに、遠方から車でわざわざ来てくれるお客さまが増えたことがわかりました。安くていろんな加工食品を買っている人たちが離れていき、食に対する意識の高い人たちがよりよい食品を求めて買い物に来てくれていました。実際、フードオアシスあつみでは、契約農家さんから、農薬や化学肥料を極力使わずに育てた旬の野菜を直送していただいています。鮮魚売り場も、伊良湖市場から新鮮な魚介類を毎日仕入れ、寿司や海鮮丼なども食品添加物を使わずに調理しています。精肉部門では地元産の新鮮な肉を、デリカ部門ではこだわりの食材で手間暇かけて調理したお惣菜を扱っています。

南　すごいこだわりようです。そんなお店の人気が出ないわけがない。では、本当においしい味を提供する店の社長として、食品添加物をどう考えますか。

渡会　実は、私が今、いちばんやりたいことが、大量生産大量消費の商品の販売をやめることです。実現はなかなか難しいのですが、一つの店舗ではこれを始めました。具体的には、**酵母エキスを使用している商品の販売をやめました**。それによって非常に多くの商品を扱えなくなりましたが、裏を返せば、酵母エキスを使っている商品がそれほど多いということです。

南　大変な闘いをされていますね。私も10年以上前から酵母エキスを問題視し、本にも多く書いてきましたが、クレームも多く、なかなか難しい闘いでした。フードオアシスあつみさんがそうした動きをすると、**業界全体に与える影響は大きい**と思います。酵母エキスを含む商品の販売をやめた店舗では、売上は変わりましたか。

渡会　なんと、うれしいことに売上が伸びたのです。

南　それはめちゃくちゃうれしい！　体にダメージを与える食品の扱いをやめたら、売上が伸びたとは、これほど励まされる情報はありません。

生産から販売までのオーガニック化を目指す

南　フードオアシスあつみさんは、今後、どのような展開を考えていますか。

渡会　数年前から私自身、農業にとり組み、さまざまなことが見えてきました。そこで生産の段階から、安心安全でよりおいしいものを探究し、自社生産をどんどん増やしていこうと考えています。今年の春からは、牛の放牧を始めました。また、鶏の平飼いもやっています。配合飼料をエサにしている鶏はフンも鶏舎も非常に臭いのですが、私たちはお店の生ゴミだけで飼育しています。鶏って、白菜やキャベツなど野菜をたくさん食べるんですよ。すると腸内環境がよくなるようで、フンがまったく臭くないので、鶏舎も臭わない。人間も、**食品添加物の多い加工食品を食べていると便が臭くなり、自然のものを食べていると臭わなくなる**のと同じですね。私は**便とは、食生活の通知表**だと考えています。私たち自身も、お客さま方も、よりよい通知表になるような食を、今後も提供していきたいです。

南　フードオアシスあつみさんのように、生産と小売りが直結していると、消費者にはいちばん安心感がありますね。

渡会　エネルギーコストが高騰している現在、地域循環に力を入れていかなければいけないと考えています。有機農業の三原則に**「低投入、内部循環、自然共生」**とありますが、生産から販売まですべてをオーガニック化していきたい。そして、自社農場の生産現場にもっとお客様を招き入れることをやっていこうと思います。

南　素晴らしいですね。地域密着型のスーパーとして、そうした活動が子どもたちに本当においしいものを食べさせたいという動きにつながっていくといいですね。

渡会　実は、保育園給食への食材の配達が増えているのですが、保育園が「フードオアシスあつみで食材を仕入れている。だから安心でおいしいんです」と親御さんに宣伝してくれているのです。

南　それはうれしいですね！　フードオアシスあつみさんの今後からますます目が離せなくなりました。本日はお忙しいなか、ありがとうございました。

第4章

家庭料理を「システム化」しよう、その10の方法

日本のお母さんはがんばっている

日本のお母さんは本当によくがんばっています。

世界中を見回しても、「今晩の献立はどうしよう」と考え込んでしまうお母さんたちがいる国は、日本くらいです。多くの国は、毎日の献立はほぼ同じ。代わり映えのない食事を家族で当たり前に食べています。

日本のお母さんは、一人だけ早起きし、朝ご飯をつくり、掃除・洗濯をし、家族を起こし、そのうえお弁当までつくります。子どもが幼ければ、手の込んだキャラ弁をつくるお母さんもいるでしょう。日本のお母さんのキャラ弁は、海外のお母さんたちに見せると、「アメージング！」と感嘆するそうです。

フードプロデューサーとしての私の目標はいくつもありますが、その一つが、日本のお母さんを解放することです。**食事のしたくは、もっと楽をしてよいのです。**

ただし、楽の仕方が重要です。現代の社会環境では、楽をしようとすると、加工食品が大量になだれ込んできます。加工食品をとることは、ここまでお話ししてきたように、化学物質である食品添加物とその不純物、農薬などを少なからず体に入れてしまうことになります。それは、自分自身にとっても家族にとっても、決してよいことではありません。

「おふくろの味」といいますが、子どもの脳は、お母さんがよく食べさせてくれた味を覚えていて、大人になってから「懐かしい」「食べたい」と思う味になります。手づくりの料理を食べさせていれば、たとえ友人とジャンクフードを食べに行く時期があっても、いずれ手づくりのおいしさを思い出し、体によいものを自ら選択するようになります。しかし、**加工食品やファストフードを幼い頃から食べていると、それが「おふくろの味」**になってしまいます。それはとっても悲しいことですし、子どもが「食」から健康を築いていく機会を奪うことになります。

そこで本章では、楽をしておいしい食事を整える方法を紹介しましょう。家庭料理はシステム化すると、加工食品を使わなくても、簡単においしく、しかも食費を抑えてつくれます。それが**「ＫＩＹＯ流・家庭料理システム」**です。

男子、厨房に入るべし

「男子厨房に入らず（または、入るべからず）」とは、古くから日本でいわれてきた言葉です。今はもう令和の時代だというのに、「台所は女性に任せるのがいちばん」と最初からパートナーに押しつけている男性、「仕事が忙しくて台所に立つ気力もない」と言い訳する男性がいまだにいるようです。

「料理が趣味です」「いつも妻を手伝っています」という男性もいます。当事者意識の薄い、こんな言葉を聞くと、なんともいえず残念な気持ちになります。

詳しくは『男子厨房に入るべし』（ワニブックス【PLUS】新書）にまとめていますが、日本の食はもはや危機的状況にあり、その状況を変えていくには、**男性も当事者意識をもって日々の食事と向き合っていく**ことが欠かせません。

食料自給率が高い頃の日本であったならば、日々の食事はもっとシンプルでよかったのです。手に入る旬の食べ物に、自家製の味噌や漬物などを添えれば、自然と健康的な食卓ができあがっていました。

しかし、今は違います。食卓を囲む問題は、今や国内だけでなく海外も含めて深刻かつ複雑です。それは、国内でとれたものを中心に食べていた時代とは比べようもありません。現代は、「女性だから」「主婦だから」という理由だけで、誰か一人にすべてを任せて手に負える時代ではなくなりました。

食べ物から世界を見ると、「食料は戦略物資」とわかります。**世界のあらゆる国々で他国を支配するために食が扱われている**ことにもすでにお気づきでしょう。世界では戦争が相次いで起こり、食料危機が起こっていることは、日本にいても物価高という状況から身をもって感じられます。それをビジネスチャンスと捉える国や商人は多く、いつ食料をめぐって争いごとが起きてもおかしくないのが現状です。

情勢はめまぐるしく動き、何も知らずに油断していると、いつ足元をすくわれるかわからない、どんなものを食べさせられるかわからないのが、今の世界の状況です。この切迫した状況を乗り切るには、**家族が一致団結し、家庭料理を守る**ことです。それには、男性もキッチンに入り、調理をすることが欠かせないのです。

一汁三菜が昔の偉人を育てた

日本にはもともと食事づくりをシステム化してきた歴史があります。

それが「一汁三菜」です。**ご飯、味噌汁、そして旬の魚に、旬の野菜、漬物。これが食の基本**でした。実は、これでいいのです。

そんな食事では栄養がとれないのではないか。そう心配する声が聞こえてきそうです。しかし、よく考えてください。戦前の日本人は、背は低かったかもしれませんが、強靭（きょうじん）で敏捷（びんしょう）な体を持っていました。精神力も現代人と比べ桁外れに強かったはずです。頭脳も優れていました。貧しい家庭から「偉人」と呼ばれる人たちが大勢現れました。その当時の人たちが食べていたのが、一汁三菜という食事です。

これに対して、現代の食事のありようは、満腹になるまで食べているけれども、栄養は不足し、さらに食品添加物という化学物質をとり込んでいる、という非常に不自然な状態です。その結果が、今、日本人の多くを悩ませているがんや生活習慣病、うつ病、不眠症、気力不足といった心身の不調として現れてきています。

しかし、**食事を変えれば、たいていの不調は消える**はずです。体のほとんどの細胞が入れ替わるには、骨などの時間がかかる部位を除いて４か月ほどかかるといわれます。ですから、本章で紹介する「ＫＩＹＯ流・家庭料理システム」をできるところから始め、４か月間続けてみてください。疲れやすいと感じている人は心身が元気になります。イライラして怒りっぽいと感じている人は、気持ちが穏やかになっていることに気づくでしょう。

なお、世のお母さんたちが、献立に悩むようになったのは、テレビの料理番組や料理教室の影響も大きいと私は考えています。手が込んでいて、彩り鮮やかで、立派なタイトルのある料理がつくられていく様子を見ていると、「自分もやってみたい」という気持ちが湧いてくるでしょう。インターネット上のレシピ動画を見ても、ちゃんとした料理をつくらなければ、という気持ちにさせられます。

しかし、**家庭料理はもっとシンプルでいい**。名前もなくていい。そんな料理なら、食品添加物を含む加工食品や化学調味料を使わずにすむのです。

「まっとうな食卓のための8か条」

私が「質素でつましい昔の日本の食事」を理想としているわけではないことは、お断りしておきます。今の日本では、以前とは比べものにならないほど、世界中のさまざまな食材が手に入ります。ほんの数十年前にはほとんど見かけなかったようなものが、手軽に豊富にそろうのです。

これは、**世界中の食の知恵を家庭で利用できる**ことを意味します。世界中の伝統的な食文化は、その地域ごとの自然の実りを、うまくとり入れています。現代の栄養学の目で見ても、感心するような知恵が織り込まれているのです。

そういうものを利用すれば、食卓のおいしさも広がります。ただし、商品の吟味は必要です。私もパスタ料理をつくることがありますが、小麦粉製品を使うときには、オーガニックのものを、そして可能であれば全粒粉のものを選んでいます。

ただし、どれほど気をつけていても、食の汚染が進んでいる世の中にあっては、食品添加物や農薬、有害な脂質などをまったく体に入れずに生きていくことは、ほぼ不可能。だからこそ、できるだけ減らす努力が必要となるのです。

そのために役立つ食事のあり方を8つにまとめました。「まっとうな食卓のための8か条」です。「食事は基本、家でつくって食べるもの」という原則が身についていれば、「面倒だから買ってきたものでいいか」「今日は疲れたから、食べに行っちゃおう」と惰性の中食・外食を避けられるのです。

(1)コンビニやスーパーなどで売っている加工食品は食べない
(2)清涼飲料水は飲まない
(3)マーガリン、ショートニングなどトランス脂肪酸を含む食品はとらない
(4)ファストフード、ジャンクフードは食べない
(5)基本的に、食事は自分でつくる
(6)「オプティマル・フード・ピラミッド」（次項）を参考にして食べる
(7)信頼できる生産者や販売者とつながりを持つ
(8)買い過ぎ、食べ過ぎをしない

栄養バランスの整った食事のつくり方

「まっとうな食卓のための8か条」の中でもっとも大切なのが前ページの(6)。『オプティマル・フード・ピラミッド』を参考にして食べる」です。

オプティマル・フード・ピラミッドとは、理想的な栄養バランスを実現するために私が考案した、食品選びの指針です。「オプティマル」とは「最適な」という意味。世界中の伝統食の考え方と、現代の栄養学をベースに組み立てました。

食べ物を大きく5つのグループにわけ、毎日の食事全体でこの比率になるように食べていくと、栄養バランスは自然に整います。重要なポイントは3つです。

1つめのポイントは、**「穀物と豆の比率は、2：1」**です。

穀物は人間の主食です。最近は「糖質抜き」を実践している人がいますが、健康を考えるなら、ほどほどに食べることは必要です。オプティマル・フード・ピラミッドを実践すれば、太ることも、血糖値が不自然に上昇する心配もないので安心してください。大切なポイントは、穀物の半分量の豆を食べること。豆腐や味噌、納豆といった大豆食品もここに入ります。この「２：１」という数字は、栄養学的にも根拠のある比率です。穀物と豆は、ともに植物性のタンパク質を豊富に含む食材です。ただし、どちらもタンパク質を構成する20種類のアミノ酸組成において、少し偏りがあります。単独ではバランスがやや悪くなってしまうのです。反対に、「２：１」のバランスで組み合わせると、アミノ酸組成のバランスは完璧になります。

２つめのポイントは、**「『葉野菜と果菜』と『根菜』の比率は、１：１」**です。

この比率は、重さの比率です。レタスやキャベツ、ホウレンソウなどの葉野菜やトマトやキュウリ、ナスなどの果菜に対して、ニンジンや大根などの根菜は、同じ重さになるだけ食べましょう、ということです。多くの種類の野菜をたくさん食べることは、食物繊維、ビタミン、ミネラル、植物栄養素などさまざまな栄養成分をたっぷり摂取するために必要です。

３つめのポイントは、**「動物性タンパク質は全体の10パーセント」**です。

現代の標準的な感覚と比べたら、この量はかなり少ないでしょう。しかし、肉には飽和脂肪酸が多く含まれます。飽和脂肪酸は、固まりやすく、バターのように常温でも個体。体内でも固まりやすいため、食べ過ぎると動脈硬化が進行したり、血液がドロドロになったり、病気のリスクを高めることがわかっています。

とくに、アメリカやカナダ、オーストラリア、南米などから輸入されている安価な肉には要注意です。安さの理由は、**家畜の成育期間を短くするために、ホルモン剤が使われている**ことにあります。

また、現代的な牧場では、過密な畜舎でたくさんの数を飼っているため、家畜が病気を起こしやすくなっています。そこで、**病気予防のためにエサに抗生物質が混ぜられています**。安価な肉を食べることには、それだけのリスクがあるのです。

ただ、勘違いしてほしくないのは、菜食主義ではない、ということ。肉も大切な食材の一つです。大切なのは食べる量と質。では、質のよい肉を買いたい場合にはどうするとよいのでしょう。基本的に**対面販売の肉店で購入**することです。そこで、街の肉屋さんが理想ですが、スーパーや百貨店でも対面販売の店はあります。そこで、肉を購入する際に、ホルモン剤や抗生物質が使われているかどうかを尋ねましょう。

栄養バランスが整う食材の選び方
「オプティマル・フード・ピラミッド」

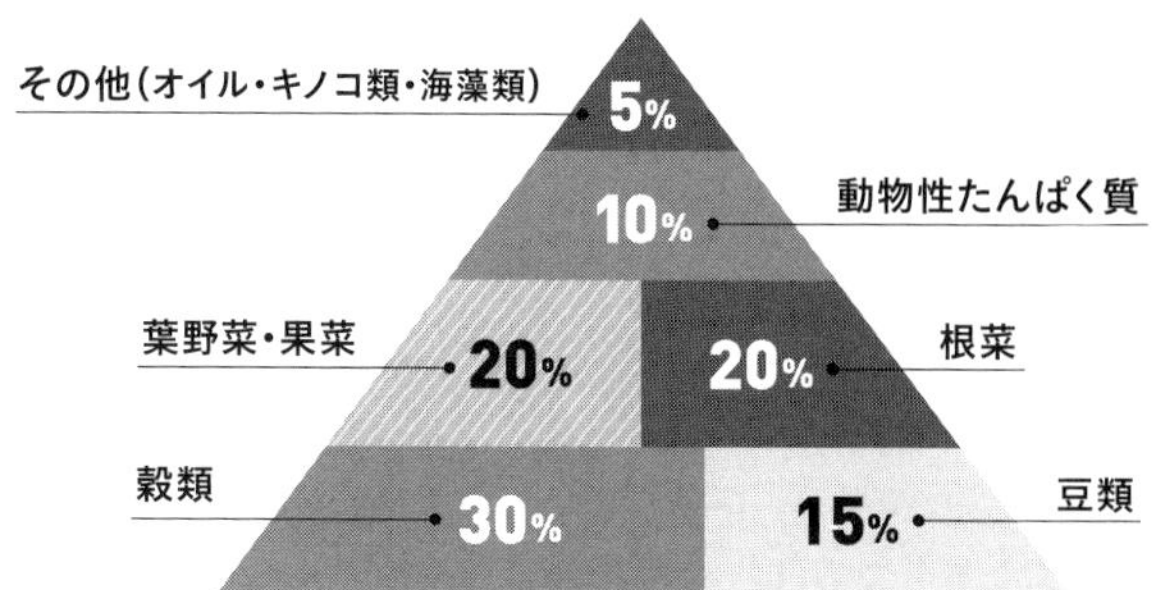

◎それぞれの量（重量比）がだいたい上記の比率になるように食べると、栄養バランスが自然に整います。

◎５％の「その他」には、油（亜麻仁油、オリーブオイルなど）、海藻類、キノコ類、ナッツ、調味料が含まれます。

◎不足しがちなのは豆類と野菜類。反対に、過剰になりやすいのは動物性タンパク質の中の肉。ここがアンバランスにならないよう気をつけましょう。

家庭料理とは「手間と時間がかからないこと」

昔から日本には「ハレの日」「ケの日」という考え方がありました。

家族の誕生日や年中行事、お客様を呼んでパーティをする日など、「ハレの日」にはご馳走を用意して、みんなでワイワイ時間をかけて食事を楽しむ。そんなときには、手の込んだ料理をつくって非日常を演出するのもよいですし、目先を変えて外国の料理に挑戦するのも悪いことではありません。

とはいえ、命のベースになるのは、家庭料理です。日常の「ケの日」には、家庭料理を家族で味わっていただく。では、家庭料理とはいったいどんなものをいうのでしょう。まずは、家庭料理のおさらいからしましょう。

家庭料理とは……

◎食品添加物や農薬などによる汚染の心配がない安心な食べ物であること
◎必要な栄養がまんべんなく、過不足なく摂取できること

◎ご飯、味噌汁、漬物をベースとすること
◎調理に手間と時間がかからないこと
◎特別な道具や調味料、食材を必要としないこと
◎その日だけに終わらず、継続的に料理をつくり続けられること
◎献立づくりから調理、後片付けまでを一貫した流れとして捉えること
◎出身地の郷土料理や自分たちの親世代がつくっていた伝統的な日本の料理をベースにすること

こうした料理を毎日つくり、食べ続けるために欠かせないのが、家庭料理のシステム化です。常にある一定のレベルを保ち、いきあたりばったりで食事の用意をしないことが、家庭料理の基本です。そのためには、ある程度の見通しを立てて、それを滞りなく実行していくこと。それには、準備と段取りが必要です。

それでは、次項から「ＫＩＹＯ流・家庭料理システム」を紹介します。これを実践していくと、毎日の食事のしたくが驚くほど楽になります。

STEP1 献立を考える前に、ご飯を炊く

「今日の夕飯は何にしよう」と考えたとき、**「まず、ご飯を炊こう!」と行動する**のは、「決定」という言葉に似合わないくらい小さなことです。しかし、この小さな決定を積み重ねることで、自分自身と家族の健康は変わっていきます。しかも、日本の米農家を支えていくことができます。

日本人は一部の層を除いて100年以上昔から穀物と味噌汁、漬物のみという食生活を送ってきました。穀物と書いたのは、米を食べられたのはごく一部で、ほとんどが稗(ヒエ)や粟(アワ)などの雑穀を食べていたからです。それだけで一日中農作業をしていたのですから、驚くしかありません。

こうした食生活が綿々と続いてきたことを考えると、やはり日本人の体にはご飯と味噌汁、漬物を基本にすることが最適とわかります。だからこそ、まずはご飯を炊くこと。**ご飯があれば、外国産の農薬にまみれた小麦粉製品を家族に食べさせず**

にすみます。

ただし、白米では、十分な栄養がとれません。反対に玄米は、栄養価が高いとはいえ消化吸収率が悪く、匂いが強くて苦手な人も多いでしょう。そこでおすすめしたいのが、**三分づき米にロールドオーツ（オートミールの一種）とアマランサスという雑穀を混ぜて炊く**ことです。ロールドオートからは腸内細菌の大好物である水溶性食物繊維を、アマランサスからは鉄分、マグネシウムなどのミネラルをとることができます。このご飯を毎日食べれば、それだけでかなりの栄養素を摂取できます。１か月間も続ければ、体から力がみなぎってくるのを感じられるでしょう。

ロールドオーツとアマランサスはオーガニックのものを選べば、洗わずにそのまま炊飯器に入れられます。スーパーに三分づき米が置いていなければ、玄米を購入し、三分づきに精米しましょう。最近は精米機を備えているスーパーも増えています。

スーパーで買うもの

三分づき米（玄米を購入し、三分づきに精米）、ロールドオーツ、アマランサス

「STEP2」味噌汁の「出汁&具材」のストックをつくろう

ご飯を炊いたら、次に考えたいのは、味噌汁です。

「飲む点滴」とも言われるほど、味噌汁は、工夫しだいで栄養たっぷりの万能食になります。味噌汁の具材を、家族の健康状態を考えながら選んでいくこともできます。**味噌汁とは本来、非常に滋養に満ちた料理**なのです。

ただし、市販の顆粒出汁を使ってしまうと、食品添加物入りの「残念な味噌汁」に変わってしまいます。だからといって、「味噌汁をつくるために、わざわざ出汁をとるのは面倒」という気持ちもよくわかります。

そこでおすすめしたいのが、「出汁&具材」のストックをつくっておくこと。**たくさんつくって保存容器に入れ、冷蔵庫で保管しておけば、非常に便利。**台所に立ったら、あっという間に具だくさんの味噌汁ができます。朝食に「出汁&具材」を使った味噌汁をお椀に1杯食べていけば、子どもは学校で元気に過ごせますし、自分やパートナーも仕事の効率が上がるでしょう。食物繊維をたっぷりとれるので、腸活にもなります。しかも、「出汁&具材」は、他の料理に転用することもできます。つくり方は以下のとおりです。

〈材料〉

◎タマネギ、ジャガイモ、ニンジン、ゴボウ、レンコン、ショウガなどの野菜………合わせて1キログラム程度

◎昆布2×2センチにカットしたもの……25枚程度

〈つくり方〉

① 野菜類は食べやすい大きさ（小さめの一口大）にカットしておく。ショウガは千切りにする。

② すべての材料を鍋に入れ、ひたひたになるくらいに水を加え、中火にかける。

③ 沸騰したら弱火にして、10分煮る。

④　③の野菜と煮汁を、その日に使う分を残し、あとは粗熱をとる。

⑤　④の粗熱をとった野菜と煮汁を保存容器に移し、冷蔵庫で保存する。

全体の分量はあくまでも目安です。水の量も保存するのに便利なように、少なめに設定しています。味噌汁をつくる際に適宜、水またはお湯を加えてください。

なお、材料の野菜を基本として、自宅の冷蔵庫にある野菜を加えたり、旬の野菜と入れ替えたり、そのときの事情に応じてお好みで変えてください。

大根、カブ、白菜、サツマイモなどを使ってもおいしくなります。また、キノコ類もぜひたくさん加えてください。キノコ類からは旨みが出るので味もよくなりますし、栄養価もグンと上がります。

ちなみに、出汁をとるために入れた昆布も、具材の一つとして一緒に食べましょう。**昆布にはカルシウム、鉄、カリウム、マグネシウム、亜鉛など日本人に不足しがちなミネラルがたっぷり**と含まれます。また、水溶性の食物繊維が豊富であるため、腸活にも最高です。

この「出汁&具材」は、煮魚をつくる際に、具材として使うのもおすすめ。また、豚肉や鶏肉、牛肉を入れて、醤油で味をつければ、煮物にもなります。

また、味噌汁をつくる際に、魚の切り身やいりこ、ちりめんじゃこ、干しエビなどを加えると、風味豊かになるうえ、栄養価も上がります。豆腐、油揚げ、厚揚げ、わかめ、小松菜、チンゲンサイ、ニラなど、緑の野菜を入れるのもおすすめです。その都度１～２種類、旬の野菜を加えることで違った味噌汁になりますから、家族を飽きさせることもありません。その変化も楽しんでください。

なお、味噌の濃さは好みがありますので、家族の方々に合わせて調節しましょう。

スーパーで買うもの

味噌、昆布、タマネギ、ジャガイモ、ニンジン、ゴボウ、レンコン、ショウガなどの野菜

STEP3 漬物をつくろう

日本の家庭料理に漬物は欠かせません。そのためか、スーパーの漬物売り場も、かなりの充実ぶりを見せています。

市販の漬物を買うときには、必ず原材料欄を見てください。野菜以外に、食品添加物の名前がたくさん並んでいます。それを確認してから、その漬物を食べることにどんな意義があるのか、まずは考えましょう。

また、市販の漬物に使われている野菜は、多くが中国産です。中国は、すべての野菜ではありませんが日本以上に農薬が使われる国です。野菜の品質を考えることも、食べるに値するものか選択するうえでのポイントにしましょう。

そうした健康リスクを冒さなくても、漬物は簡単においしくつくれます。大量につくってストックしておけば、毎日の調理の手間も省けます。「つくるのが大変」と感じる人も少なくないようですが、そんなことはありません。キュウリや大根、ニンジンなどを適当に薄く刻み、塩をまぶしておくだけでよいのですから、炒め物をつくるより簡単です。そこで、簡単にできておいしい浅漬けのつくり方を紹介します。

〈材料〉

◎キャベツ（または白菜）……３〜４枚
◎キュウリ……１本
◎大根……５センチ
◎ニンジン……中１／２本
◎ショウガ・干しエビ・昆布……各10グラム
◎天然塩……大さじ１

〈つくり方〉

①　キャベツの葉は１×４センチの短冊切り、芯の部分は繊維にそって薄切りにする。

②　キュウリは縦半分に切ってから、斜め薄切りにする。
③　大根、ニンジンは1×4センチの薄い短冊切りに、ショウガは千切りにする。
④　ショウガ以外の野菜をすべてボウルに入れ、塩をまんべんなく振り、よくかき混ぜて30分ほどおく。
⑤　①の水分をきつく絞ってから、ショウガ、干しエビ、細く切った昆布を加え、ファスナーつきの保存袋などで保存する。
⑥　塩がなじむまで一晩漬ける。

野菜を刻んで塩もみしてから、30分ほど時間をおきますが、この間に別の食事の支度をしたり、他の家事をしたりすれば、時間を有効活用できます。

野菜の量は、あくまでも目安です。**家族が多いご家庭では、もっとたくさんつくって保存してもよいでしょう。**キャベツと白菜の両方を入れれば、そのぶん、野菜の摂取量を増やせます。

ほかにも、カブ、ズッキーニ、セロリ、パプリカ（赤・黄）なども、彩りがよくなるのでおすすめ。干しエビのかわりにいりこを使ってもおいしくできます。

浅漬けにするには一晩おく必要がありますが、つくってすぐにサラダ感覚で食べることもできます。

冷蔵庫で4～5日は保存できます。2日目からは塩がなじんで、味がまろやかになり、どんどんおいしくなっていきます。そんな味の変化もぜひお楽しみください。

醤油や亜麻仁油、ごま油などをかけてもおいしいですよ。

なお、毎日の食事をもっと健康的にしたい人は、ぜひぬか漬けに挑戦してみましょう。ぬか漬けは手軽に食べられる自家製の発酵食品。腸内環境を整え、免疫力を高めるうえ、野菜の栄養価まで向上させてくれます。**私が代表理事を務める日本オーガニックレストラン協会では、ぬか漬けセミナーも開催**しています。

スーパーで買うもの

キャベツ（または白菜）、キュウリ、大根、ニンジン、ショウガ、干しエビ、昆布、天然塩など

STEP4 豆をゆでよう

オプティマル・フード・ピラミッドを実践するうえで、もっとも高い「ハードル」に感じられるのが、豆料理だと思います。

「豆料理は大変」というイメージを持っている人が多いようです。前の晩から水に浸けておくことが面倒なのでしょうか。もしかしたら、「豆料理なんてつくったことがないから、どう調理してよいかわからない」という人もいるかもしれません。

ですが、豆を調理するのは、面倒なことなど何一つありません。これは実際にやってみればわかります。簡単でおいしくゆでる方法をお教えしましょう。乾燥した豆を戻すには、熱湯を使えばよいのです（ただし、時間がある場合は、２・５倍量の水に5時間浸水させるのが基本）。

やり方は簡単。**鍋に水（豆の2・5倍量）を張り、洗った豆を入れたら加熱します。沸騰したら火を止め、フタをして40分放置。**たったそれだけで一晩水に浸けたのと同じ状態になります。**40分経ったら、再び加熱。よほど大きな豆でなければ15分もゆでれば、ホクホクと食べ頃**になります。ゆでながら、「味見」といいつつ、つまみ食いをしてみてください。少し硬めにゆであげるのがコツです。

この方法で、大豆でもひよこ豆でも金時豆でも、どんな豆でもおいしくできます。私は「今日は、お豆ゆでの日」といって、８種類の豆をゆでることもあります。味見が楽しみで、最高にワクワクした時間を過ごせます。

そうして**豆をゆでておくと、いろいろな料理に使えて便利このうえない**。これほど利用価値の高い、バリエーション豊かな食材はなかなかありません。ご飯にも味噌汁にもサラダにも炒め物にも、そのまま使えます。ホクホクとした食感と豊かな香りが、いい味を出してくれます。ゆで汁ごと塩とハーブで軽く味つけすればスープになり、オイルベースのパスタにひよこ豆をトッピングすれば絶品パスタにも。

私は８種類全部の豆にスライスしたタマネギを合わせて、「いろんなお豆のサラダ」をつくります。**豆とスライスしたタマネギ、みじん切りのパセリを、オイルとお酢であえればできあがり。**保存がききますから、たっぷりつくって冷蔵庫に入れておきましょう。これとSTEP3で紹介した漬物を、それぞれ小鉢に入れて食卓にのせれば、一汁三菜のうちの2品ができあがります。

そうやって日々の食卓に豆をたっぷりとり入れましょう。これさえできれば、オプティマル・フード・ピラミッドは半分以上、達成できたようなものです。

私のクッキングセミナーの参加者の方々は、「豆ってこんなにおいしかったんだ！」と感嘆の声を上げます。豆を食べる習慣ができると、「豆を食べたい」と自分が感じていることがわかります。豆の持つ良質なタンパク質、鉄分、カルシウム、ビタミンB群、ポリフェノールなどを体が欲している声に気づけるようになるのです。**豆が私たちに与えてくれる恩恵は、計り知れない**のです。そして茹でた豆は、密封容器で保存すれば、冷蔵で1週間程度、冷凍なら1か月はおいしく食べられます。

一方、「納豆を毎日食べているから大丈夫」という人もいるでしょう。しかし、納豆だけで穀物の半分の量を食べるのは大変。しかも、「健康によい」といわれている納豆も、気をつけなければいけないことがあります。今、日本で流通している大豆のほとんどは輸入物です。アメリカ産であれば、遺伝子組み換えの大豆が混入している可能性が大きくなりますし、使用される農薬の問題もあります。

ですから、納豆を購入する際には、国産大豆の商品を選ぶ必要があります。

ただ、納豆にはもう一つ心配な点があります。大量生産の納豆に使われている納豆菌は、遺伝子操作されているものがほとんどです。遺伝子操作によって、もともとの納豆菌よりはるかに強靭な生命力を持った菌が使われています。そんな強力な納豆菌ですから、大豆にちょっと混ぜればあっという間に納豆ができます。この納豆菌を開発した会社が今、全国の納豆メーカーに納豆菌を卸しています。

しかも、付属のたれには、食品添加物がたっぷり含まれます。注意してください。

私も納豆は大好きです。ですから、信頼できる2つのメーカーから交互にとり寄せています。**一つは北海道十勝の中川郡本別町にある「有限会社やまぐち醗酵食品」、もう一つは宮崎県都城市にある「高千穂工場」**です。

スーパーで買うもの

大豆、ひよこ豆、金時豆、花豆、レンズ豆など乾燥豆（できればオーガニックのもの）

STEP5 「基本のドレッシング」をストックしておこう

冷蔵庫を開けると、市販のドレッシングが何種類も並んでいる家庭が多いと聞きます。そんなに多くのドレッシングを賞味期限内に使い切れるのでしょうか。何より、市販のドレッシングにはたくさんの食品添加物が含まれます。安価な油が使われていれば、遺伝子組み換え食品やトランス脂肪酸を体に入れることになります。ドレッシングは、ぜひ手づくりをしましょう。安心して食べられますし、何よりおいしいのです。

ドレッシングの基本は、オイルとビネガーが「1：1」の割合。半々でつくるのが基本です。この基本を守ると、酢の酸味が際立つことなく、子どもでもおいしく食べられます。塩とコショウはお好みで。入れなくても十分に美味です。

この基本のドレッシングをストックしておくと、料理に合わせてさまざまにアレンジできます。おすすめは、タマネギのすりおろしを加えたオニオンドレッシング。

「ニンジンのすりおろし」「ニンニクのすりおろし」「ショウガのすりおろし」「キュウリのすりおろし」「パセリのみじん切り」「セロリの葉のみじん切り」「トマトのみじん切り」「オクラのみじん切り」「パプリカのみじん切り」「長ネギのみじん切り」「ニラのみじん切り」「五香粉（中華の調味料）」「ガラムマサラ（インドの調味料）」「エルブドプロヴァンス（フランスの調味料）」「醤油」「ごま油」「ナンプラー」「オイスターソース」などを加えても絶品ドレッシングになります。これらは単体で加えても美味ですが、いくつか合わせると新たなおいしさを発見できるはず。

もっとも重要なのは、オイルとビネガーはある程度の金額を出してでも、きちんとした製法の良質な商品を選ぶことです。ポイントは、そのまま飲めるくらいおいしいこと。品質のよい油と酢でつくったドレッシングは、それだけで絶品なのです。

スーパーで買うもの

オイル（質のよいエキストラバージンオリーブオイル、亜麻仁油など）、バルサミコビネガー（赤、白）

STEP6 マヨネーズをつくろう

子どもたちが大好きなマヨネーズ。「マヨネーズがないと、野菜を食べない」という子も多いと聞きます。

市販のマヨネーズには大量の油が使われています。そして、その油は大量生産された油であり、そこには遺伝子組み換え食品やトランス脂肪酸が含まれます。**野菜を食べるために、健康を損なう可能性のあるマヨネーズをつけたのでは本末転倒。**

また、「健康のために」と「カロリーオフ」と表示されたマヨネーズを選んでいる人もいるでしょう。それは、どのようにしてカロリーを抑えているのでしょう。

答えは、油の量を減らすこと。油の量を減らし、ふつうのマヨネーズと同じ容量にしているということは、「油以外の何か」がそのぶん入っているということです。

そもそも、カロリーオフのマヨネーズは、マヨネーズではありません。ラベルを見てください。「サラダクリーミードレッシング」「半固体状ドレッシング」などと書かれています。つまり、「マヨネーズ風ドレッシング」ということです。

マヨネーズと名乗るには、日本農林規格（ＪＡＳ）の規定にある条件をクリアしなければいけません。油脂の含有率も決まっていて、使用できる食品添加物の数も限られます。ところがマヨネーズ風ドレッシングだと、乳化剤や着色料など使用できる食品添加物も増えるのです。

そうしたものを口に入れるくらいならば、マヨネーズは手づくりしましょう。ＳＴＥＰ５で紹介した**基本のドレッシング50㎖に対し、卵を１個加え、ブレンダーでかき混ぜるだけ**。あっという間にマヨネーズが完成します。ブレンダーがなければ、ホイッパーで混ぜてもＯＫ。仕上がりは通常のマヨネーズよりゆるく、シャバシャバになるでしょう。それでよいのです。**市販のマヨネーズの硬さを求める必要はありません。**おいしくて安全なものを家族みんなで食べる。それが大切です。

スーパーで買うもの

卵

「STEP7」調味料は基本のものだけ用意すればよい

焼肉のタレやポン酢、めんつゆ、白だし、ごまダレ、ケチャップ、ソースなど、ご自宅の冷蔵庫には、どんな調味料が入っているでしょうか。加工食品や既製品のお弁当を食べないようにしていても、**調味料からも食品添加物は入ってきます。**しかし、そうしたものをストックしておかなくても、**調味料は基本のものだけそろえておけば、家庭料理はおいしくいただけます。**

KIYO流・家庭料理システムは、以下の調味料を基本にしています。これだけそろえておけば十分。たとえばキャベツとブロッコリーを買ってきて、「これで1品をつくろう」というときにも、健康的でおいしい料理をさっとつくれます。

◎塩

「塩の質は料理の質を表す」といえるほど重要な調味料。1種類だけ常備するなら、海塩がおすすめです。少々高めでも、良質のものを選びましょう。良質な日本伝統の海塩にはコクや旨み、ほのかな甘みがあります。そうした塩を使うと、味が決まりやすく、料理の腕も上がります。おにぎり、塩もみ、サラダ、スープ、塩蒸し、塩煮、塩炒め、塩漬けなど、シンプルな料理もおいしくできあがります。私が使っているのは、石川県産の「わじまの海塩」です。

◎醤油

伝統的な製法で発酵させた醤油を選びましょう。醤油は、良質のものを少量使うのが基本。醤油は、味や香りなど好みがわかれます。小瓶で買って、いろいろと試してみるのも楽しいものです。間違っても、脱脂加工大豆、アメリカ産やカナダ産の大豆・小麦などを原料とする醤油や、香料や添加物の入った醤油風調味液を使わないように。必ず原材料欄を確認し、国産の大豆、国産の小麦、国産の塩というシンプルな材料を熟成させてつくられている醤油を選びましょう。おすすめは島根県産「井上古式醤油」です。

◎味噌

多くの家庭で、もっとも消費量の多い調味料といえば、味噌ではないでしょうか。味噌は商品によってまったく味わいが異なります。2、3種類用意しておくと、毎日の味噌汁にバリエーションを出せます。また、味噌炒めや味噌煮など、味噌を合わせて調理に使うとコクや旨み、風味を高められます。味噌は味噌汁だけでなく、調理にもどんどん使いましょう。味噌の味わいが食卓を豊かにしてくれます。

◎酒

ふつうの飲むための日本酒でよいのですが、醸造アルコールを使用していない商品がおすすめ。料理によっては甘口の酒が合わないこともあるので、辛口を用意しておくのが基本です。野菜（とくに芋類）の煮物など、料理に甘みが必要なときには砂糖ではなく、酒を使いましょう。私は料理に砂糖は使いません。

◎酢

和風と洋風の２種類を用意するのが基本。和風は米酢、洋風はリンゴ酢がおすすめです。香料や添加物を使わず、長期間発酵させた伝統的製法のものを選びましょう。酢を料理によって使いわけられるようになると、料理の腕もぐんと上がります。

◎バルサミコビネガー

酢とは別に、そろえましょう。白と赤がありますが、両方あると便利。基本のドレッシングには白のバルサミコビネガーがおすすめです。赤はサラダの他、ソースの仕上げに使うといっきに味に変化が起こり、料理のクオリティが上がります。バルサミコビネガーはぶどう果汁を長年（12年以上）かけて発酵させてつくられるため、本来は高価です。安価なものは熟成期間が短く、工業製品的につくられているものもあるので、選ぶ際には注意しましょう。

スーパーで買うもの

海塩、醤油、味噌、料理酒、酢（米酢、りんご酢）、バルサミコビネガー(白、赤)

STEP8 オイルにこだわろう

健康な心身を築くうえで、油は重要なポイントです。ところが、「安さ」や「なんとなく健康によさそう」というイメージだけで油を使っていませんか。

油の健康作用は、「必須脂肪酸」という栄養素の対比で変わります。必須脂肪酸とは、体内で合成できないため、食事からとる必要がある脂肪酸のこと。これは「オメガ3系」と「オメガ6系」に分類されます。

油によって健康作用が異なるのは、オメガ3系とオメガ6系では人体への作用の仕方が正反対だからです。簡単にいうと、**オメガ3系は、炎症を抑える作用があります。一方、オメガ6系は炎症を起こす作用**があります。

炎症とは、発熱や痛み、充血、腫れのこと。つらい症状ではありますが、外傷や感染症などに対して起こる体の防御反応であり、病気を治すためには必要な症状でもあります。しかし、炎症が必要以上に長引くと、病的な状態が続き、本人も大変な苦しい思いをします。ですから、炎症はなるべく早く抑えられたほうがよいのです。

近年急増しているアレルギー性疾患やがん、認知症などの発症や悪化は、必須脂肪酸のアンバランスも関与しているとみられています。

というのも、現代の食生活では、オメガ６系脂肪酸の摂取量が増えやすいのです。もともとオメガ６系脂肪酸はほとんどの食品に含まれています。そのうえ、オメガ６系が豊富な油を日常的に摂取してしまうと、どうしても摂取過多になってしまう。オメガ６系脂肪酸は、サラダ油、コーン油、大豆油、菜種油、紅花油、ごま油など、多くの家庭で圧倒的によく使われている油に多く含まれています。

大事なのは、オメガ３系とオメガ６系のバランスです。理想は、**オメガ３系：オメガ６系が「1：4」**とされています。

では、オメガ３系脂肪酸は、どのような油に豊富でしょうか。

亜麻仁油、えごま油、インカインチオイルです。青背の魚や海藻にも豊富です。現代の食生活では、これらをしっかり意識して摂取することが重要です。

ところが、サラダ油などのオメガ６系の油は安価です。亜麻仁油やえごま油などのオメガ3系の油は高価です。スーパーの売り場で悩んだときには、**「健康によくなくても安いから買うのか、高くても健康のために投資をするのか」**とぜひ一考してください。

なお、オメガ3系脂肪酸は、「酸化しやく劣化しやすい」ということも忘れないでください。そのため、加熱調理には向きません。だからといって、加熱調理にサラダ油などオメガ6系の油を使っていると、炎症が悪化しやすい体質になりかねません。その体質とは、わかりやすくいうと、風邪をひいたときに悪化しやすく、アレルギー性疾患の症状がつらくなりやすい体です。こうした体質を改善したいならば、日常的に使う油を変える必要があるのです。

そこで、**加熱調理におすすめなのが、オリーブオイル**です。オリーブオイルの主成分となるのは、オレイン酸というオメガ9系の脂肪酸です。これは必須脂肪酸ではありません。よって、必須脂肪酸のバランスを崩す心配はありません。

しかも、オレイン酸には、体内の老化を進める「過酸化脂質」という物質が生成されることを防ぐ働きがあります。

ただし、オリーブオイルも玉石混淆です。選ぶポイントは「**エキストラバージンオリーブオイルであること**」「**あまりに安価で、大量生産された商品ではないこと**」「**色の濃い遮光ビンに入っていること**」。この３つを参考に選んでください。

また、オーガニック認証を受けている商品であれば、それも安心材料になります。

さらに、コールドプレス（低温圧搾法）という昔ながらの製法でつくられていること、原産地の表示があることも重要ポイントです。

なお、亜麻仁油は、サラダやお浸しなどにそのままかけてとりましょう。１日スプーン１杯とると、必須脂肪酸のバランスを整えるために役立つと思います。

さらに、料理にコクを出すために、調味料の一つとしてごま油も常備することをおすすめします。料理の仕上げにちょっぴりかけると、風味がぐんとよくなります。

ただし、ごま油はオメガ６系の油になります。摂り過ぎないことが大事です。

スーパーで買うもの

亜麻仁油、エキストラバージンオリーブオイル、ごま油（いずれも良質なもの）

STEP9 買い過ぎない、食べ過ぎない

一般家庭でもっともゴミが溜まっている場所はどこか、お気づきですか。それは冷蔵庫です。

毎日調理していれば生ゴミが出るのは当然。問題は、調理中に出るゴミではありません。**無駄に買い過ぎて、賞味期限内に食べきれず、捨てられる食品の多さ**です。

特売日に目玉商品をまとめ買いしたり、大容量パックで安く売られている肉を買ったり、忙しいときのストックと称して冷凍食品を大量に買い込んだりすることを「節約」と考えている人の、なんと多いことか。冷蔵庫の野菜室からひからびたキュウリが出てきたり、賞味期限が1年以上過ぎたドレッシングが入っていたり、チルド室の奥でソーセージがミイラのようになっていたり……。なぜ、こうした無駄が起こるのでしょうか。

答えは1つ。家庭料理をシステム化できていないからです。「家庭料理とは、家

族の命を育む糧」という軸が自らの中にあると、特売品などを買い過ぎることがなくなります。**良質なものを吟味して買い、無駄なく食べきる**習慣が身につきます。

品質のよいものを買おうとすると、財布を開くときに「高い」と感じることが多いでしょう。安さの裏に食品添加物があるように、良質な商品の背景には「本当においしくて、体によいものを消費者に届けたい」との生産者の思いがあります。その情熱を受けとれる商品を選ぶことが、体に悪いものを無駄に買う過ちを防ぎます。

とくに良質な調味料類は、高いと感じるはずです。それゆえに大切に少量ずつ使っていくようになるでしょう。毎日の食事の味つけがシンプルになれば、素材本来の味を楽しめる味覚がよみがえってきます。味覚が敏感になってくると、化学物質の食品添加物の味に違和感を覚えるようになるでしょう。

そうなると、ファストフードやファミレスのものを「食べたい」とは感じなくなるはずです。安価とはいえ、家族４人で外食すれば、それなりのお金がかかります。ですが、**家庭料理をシステム化できれば、健康を脅かすジャンクフードに費やしてきたお金が必要なくなります。**

結果、トータルで計算したとき、食費は減っているはずです。**家庭料理をシステム化することは、究極の節約法**なのです。

しかも、KIYO流・家庭料理システムを実践していると、食べ過ぎることもなくなり、最良のダイエットになります。

ではなぜ、人が食べ過ぎるのか、ご存じですか?

体に必要な栄養素がとれていないからです。満腹まで食べても、大事な栄養素が不足していると、満足感を得られず、「もっと食べたい」と感じるのです。

今さら指摘するまでもありませんが、食事には「生きていくために必要な栄養素をとり入れる」という重大な目的があります。具体的には「必須アミノ酸(9種類)」「必須脂肪酸(2種類)」「必須ビタミン(13種類)」「必須ミネラル(16種類)」です。さらに、酸化に抗(あらが)い、細胞を老化から守るために「ファイトケミカル」と呼ばれる植物栄養素も、野菜や果物からとる必要があります。

こうした栄養素を過不足なく摂取できるように計算し、構築したのがオプティマル・フード・ピラミッドです。つまり、**オプティマル・フード・ピラミッドを基準**

に毎日の食事をつくっていくと、腹八分目でも満足感を得られるようになります。よって、余分なカロリーをとり込まなくてすみます。万病のもとになる暴飲暴食を自然としなくなるのです。

「食」は社会の鏡であり、世界の縮図です。日本は、先進国でもっとも食料自給率が低い（カロリーベースで37パーセントとも）にもかかわらず、食品廃棄率は世界トップクラスです。その量は年間で約２８００万トン。一方、日本の農業生産量はすべてを含めて約２６５０万トン。つまり、**今や日本は、自国での農業生産量より食品廃棄量のほうが多いという、まれに見る不思議な国**になっています。

ですが、もともと日本は、「米一粒に七人の神様がいる」という言葉があるほど食べ物を大事にする国でした。食べ物を大切にするのは、命と人生と国の未来を大切にすること。そのベースこそが、あなたの家の台所なのです。

スーパーで買うもの

「本当においしくて、体によいものを消費者に届けたい」との生産者の熱い思い

ーSTEP10ー 信頼できるスーパー＆生産者とつながろう

最後に、ちょっと怖い話をします。これは、アメリカの大学の講義で実際に教えられている内容です。

「アメリカの戦略的なターゲットは日本である。日本人が食べる食料だけでなく、畜産の飼料は全部アメリカが供給するのだ。そうすれば、日本という国全体をアメリカはコントロールできるだろう」

また、ジョージ・W・ブッシュは、大統領時代にこんなことをいっていました。

「食料を自給できない国を想像できるか。その国は国際的圧力と危険にさらされている国だ」

日本の食料自給率はあまりに低過ぎます。日本が国際間の何らかの競争または紛争に巻き込まれたとき、もし日本が不利な立場になれば、食料が送られてこない可能性は十分に予測できます。それは、国民すべてが食料難に陥るということです。

食料難を回避するためには、国民のために絶対にやってはならない譲歩を外国から迫られることも起こってくるでしょう。今、**のほほんと「安いから」という理由だけで輸入物の肉や野菜、果物を買っている場合ではない**、ということです。私たちの日本という国が自立するための一歩は、食べ物から始まります。

とはいえ、「国産ならば安心」という神話はすでに崩れさっています。日本では海外で制限されている危険性の高い農薬が、今も使われていることはお話ししました。多くの家畜も、ホルモン剤や抗生物質を与えられて育てられています。理由は、消費者が安いものを求めているから。高いと売れないからです。

日本の農地面積は年々減少の一途をたどっています。農業に従事している人の数も当然減っています。なぜ減っているのでしょう。

理由の一つに、**消費者からの農家に対する敬意と感謝の薄さ**があると感じます。消費者と生産者との直接的なつながりもなかなかありません。仕事に誇りを持てず、モチベーションが上がらない状態で、草むしりを一生懸命できるでしょうか。野菜の世話をていねいにするでしょうか。誰が食べるかわからないならば、危険度が不安視される除草剤に頼ったり、より楽な方法を選んだりするのも、やむを得ないように感じます。

しかし、誰だって安全で安心な野菜を食べたいはず。そう思うならば、**信頼できる生産者と自らつながっていくこと**です。本来、農家と消費者をつなぐのは、農協の仕事です。でも実際の農協は、消費者の利益とはかなり遠い存在になっています。

生産者と直接、個人的なつながりを持つことが理想ですが、何の足がかりもないところで「信頼できる生産者を見つけよう」といわれても難しいと思います。

それならばまずは、生協のような既存のネットワークを利用するところから始めてはどうでしょうか。

また、最近は、スーパーに「地産地消コーナー」として地元で収穫された野菜や果物を置くコーナーが設けられています。なかには、生産者の顔や名前を載せている商品もあります。顔や名前を出すということは、消費者と積極的につながりたいという農家の方々の思いの表れでしょう。**スーパーに行ったら、まず「地産地消のコーナー」から見る**のも、農家を応援する一歩になります。

さらに、現在はインターネットを使えば、オーガニックで農業を行っている生産者とつながることが簡単にできます。ホームページを見れば、生産者の思いを読みとることもできるでしょう。

あなたが応援したいと感じる生産者の商品を買う。生産者自身の顔が見える商品を買う。日本の農業を守れるのは、消費者である私たちしかいないという状況まできていると、私は考えています。言い換えれば、**生産者を応援することは、品質のよい食べ物を持続的に手にできる社会環境を自らの意志でつくっていくこと**。それはすなわち、子どもたちが生きていく日本の未来を守ることにもなります。

なお、参考までに、対談にご登場いただいた3社以外で、食と健康に大切に考え、農薬や化学肥料を極力使わない野菜や果物、原材料や素材がしっかりした商品をとり扱っている食料品店を紹介します。いずれも、消費者のため、日本の未来のためにと、情熱をもって運営されているスーパーです。

●ナチュレ片山（新潟市東区ほか）

化学物質の食品添加物や農薬、化学肥料を使っておらず、独自の厳しい基準を満たした商品をとり扱う、食と健康にこだわった食料品店。オンラインストアあり。

●NATURAL MARKET IKO（広島県福山市ほか）

「やさしい気もちでつくられたものは、からだにもやさしい。なにより、おいしい！」との愛情と情熱たっぷりで運営されている食料品店。オンラインストアあり。

●旬楽膳（愛知県一宮市ほか）

独自の厳しい基準を設け、野菜からスイーツ、冷凍食品までさまざまなものを扱うオーガニック食品、ナチュラルフードの専門店。オンラインストアあり。

●スーパーマキイ（福岡県福岡市）

無添加、オーガニック、国内産原料にこだわり、安心・安全で、体に優しい商品をそろえる食料品店。お弁当なども無添加ですべて手づくり。オンラインストアあり。

あとがき

最近、社食をやめる会社が増えていると聞きます。

これもご時世というものなのでしょうか。

経営者が、社員ではなく、お金のことばかり考えていると、社食は「コスト」という扱いになってしまいます。いかに株価を上げ、株主が満足する経営を行うか。経営者の資質がそうしたところで測られてしまう現代、福利厚生である社食にかけるお金を「無駄」と感じてしまう経営陣が多いのも、非常に残念なことですが、わからないでもありません。

では、社食のかわりに何が置かれていると思いますか?

販売コーナー、そして自動販売機です。そこには、カップラーメンやハンバーガー、菓子パン、スナック菓子などが売られているそうです。

ただ、ちょっぴり意識の高い会社では、クッキーのような栄養補助食品や乳酸菌飲料の自動販売機を置いています。

しかし、その栄養補助食品は、アメリカから輸入された小麦粉と、化学合成でつくられたビタミン、ミネラル類、そして食品添加物からつくられています。乳酸菌飲料も、アメリカ産のトウモロコシでつくられたブドウ糖果糖液糖、アスパルテームやスクラロース、アセスルファムKなどの人工甘味料、そしてカラメル色素などの着色料、香料でつくられています。

さらに、もう少し意識の高い会社では、電子レンジで温めて食べるお惣菜の自動販売機や冷蔵庫を置いています。1品数百円という安さも人気とのことですが、こうしたものも、ぜひ、パッケージを裏返して、何が使われているか興味を持ちましょう。それは、本当に社員を健康にしてくれる食でしょうか。

今、「人的資本経営」という考え方が、社会に広がっています。社員を「コスト」ではなく、「資本」と考え、そこに投資をしていこうという経営方針です。

長い目で見れば、**社員を食から支えていくことは、会社の投資になる**はずです。健康で、メンタル的にもタフな社員をつくるもとは、毎日の食事にあるからです。

食を大事にする会社は、社員の成長と発展を応援できる会社。それがゆくゆくは会社全体の業績につながっていくはずなのです。

そうしたことが見えず、「社食にかけるお金はない」と閉鎖し、自動販売機に置き換えてしまうことのなんともったいないことか。それはつまり、経営者自身が目先の数字にとらわれ、未来を広く見渡す視野がないことを表しています。

私たちが食に興味を持つかどうかで、世の中の流れは変わっていきます。

2100年には、日本人が絶滅危惧種ならぬ絶滅危惧人種のトップに挙げられていることをご存じですか。

理由は、少子化が進み、人口がどんどん減っていることだけではありません。日本では今、当然のごとく「日本人の死亡原因のトップはがん」と語られています。しかし、世界的に見ると、そんな国はないのです。がんが多いのは、日本人だけ。なぜでしょうか。今の日本人が食べているものが、食品添加物をはじめとする化学物質にまみれていることが大きな要因としか、私には考えられないのです。

私たちは、先祖が遺してくれた食事の伝統を継承しきれていません。今、まさに伝統がなくなろうとしている狭間に、私たちは生きています。その伝統の食事は、世界遺産に登録されているほど、健康、栄養バランス、食材、味、季節感などすべてにおいて世界に誇れる文化であったはずです。

私は今こそ、先祖が培ってきた食文化を、そして最適な健康状態を、日本人はとり戻さなければならないと考えています。

そのためには、どうしたらよいのでしょう。食に興味を持ち、食の重要性に気づいた人から、声を上げ、そして行動を始めることです。

私が食品添加物や農薬、加工食品の問題点に対する情報発信を行うと、決まってクレームが入ります。しかし、誰かが伝えていかなければ、日本の食文化は継承できなくなります。そこから見えるのは、日本人が絶滅に向かって進んでいく未来です。現代日本はその分岐点にあり、しかも非常に危ういところに立たされている。そのことに気づいているのに、見過ごすことなど誰ができるでしょうか。

日本人が培ってきた、心身の健康に最良の食文化。それを家庭料理の中から、未来を生きる子どもたちに伝えていくのは、親にしかできないことです。

この素晴らしくて、かけがえのない、楽しくて幸福な仕事を、ぜひ、今晩の夕飯の買い物から実践していきましょう。

あなたの買い物かごの中から超加工食品が減り、心身の健康づくりに役立つものが増えていってくれたなら、著者にとってこんなにうれしいことはありません。

料理の原点とは
「人々の元気を回復させ、人と人との有機的で温かいつながりが持てる」

ことにあると、私は考えています。

それは、家庭の食事、そして食卓にこそあるのです。

２０２４年　５月吉日

南　清貴

知ったら怖くて食べられない！

安くて便利でおいしい食品の罠

著者　南　清貴

2024年7月5日　初版発行
2024年8月5日　2版発行

南　清貴（みなみ・きよたか）
フードプロデューサー、一般社団法人日本オーガニックレストラン協会代表理事。舞台演出の勉強の一環として整体を学んだことをきっかけに、体と食の関係の重要さに気づき、栄養学を徹底的に学ぶ。1995年、渋谷区代々木上原にオーガニックレストランの草分け「キヨズキッチン」を開業。2005年より「ナチュラルエイジング」というキーワードを打ち立て、全国のレストラン、カフェ、デリカテッセンなどの業態開発、企業内社員食堂やクリニック、ホテル、スパなどのフードメニュー開発、講演活動などに力を注ぐ。親しみある人柄に、著名人やモデル、医師、経営者などのファンも多い。著書に『じつは怖い外食』『男子厨房に入るべし』（共に、ワニブックス【PLUS】新書）など。

発行者　佐藤俊彦
発行所　株式会社ワニ・プラス
〒150-8482
東京都渋谷区恵比寿4-4-9　えびす大黒ビル7F
発売元　株式会社ワニブックス
〒150-8482
東京都渋谷区恵比寿4-4-9　えびす大黒ビル
装丁　橘田浩志（アティック）
柏原宗績
編集協力　江尻幸絵
DTP　株式会社ビュロー平林
印刷・製本所　大日本印刷株式会社

ISBN 978-4-8470-6222-3
ワニブックスHP　https://www.wani.co.jp

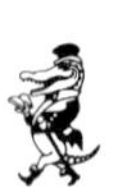